요통,
그리고
근사슬이완술

물리치료사가 물리치료사에게

요통, 그리고 근사슬이완술

초판 1쇄 인쇄일 2019년 4월 8일
초판 1쇄 인쇄일 2019년 4월 15일

지은이 이문환
펴낸이 양옥매
디자인 임흥순
교 정 조준경

펴낸곳 도서출판 책과나무
출판등록 제2012-000376
주소 서울특별시 마포구 방울내로 79 이노빌딩 302호
대표전화 02.372.1537 팩스 02.372.1538
이메일 booknamu2007@naver.com
홈페이지 www.booknamu.com
ISBN 979-11-5776-706-9(03510)

이 도서의 국립중앙도서관 출판시도서목록(CIP)은 서지정보유통지원 시스템
홈페이지(http://seoji.nl.go.kr)와 국가자료공동목록시스템
(http://www.nl.go.kr/kolisnet)에서 이용하실 수 있습니다.
(CIP제어번호 : CIP2019012668)

물리치료사가 물리치료사에게

요통,
그리고
근사슬
이완술

이문환 지음

책나무

"요통". 두려운 단어입니다.

이게 자랑거리가 될지는 모르겠지만 필자는 세계인명사전인 『Who's who』에 등재된 학자입니다. 현재까지 약 40편 정도의 논문을 발표했지만 아이러니하게도 요통에 관한 논문은 단 한 편도 발표하지 않았습니다. 아니, 엄두를 못 냈다고 하는 게 더 정확할 것 같네요.

물리치료사라면 누구나 쉽게 접근이 가능한 질환이 요통인지라 많은 연구자들이 가장 쉽게 접근하는 논문 주제이지만, 제가 요통을 주제로 발표한 논문은 단 한 편도 없습니다. 그리고 4권의 의료 관련 서적을 집필했지만, 요통에 관한 단일 주제로 책을 낼 생각은 하지 못했습니다.

그 이유는 두려웠기 때문입니다. 다들 알고 있는 지식이 제가 터득한 진실과 맞지 않는, 어쩌면 정반대의 사실 앞에 저는 전체 대중과 학자들 그리고 의사를 포함한 의료전문가와 외로운 싸움을 벌여야 할지도 모른다는 두려움 때문이었습니다.

그럼에도 불구하고 이번에 요통을 단일 주제로 삼아 책을 집필하게 된 것은 "더 이상 기다릴 수 없다"는 절박함 때문이었습니다.

또 한편으로는 "이제는 자신 있다"는 내부적인 자신감 때문이기도 합니다. 이제 그 어느 누구와 논쟁이 붙더라도 나의 이론을 설명해 낼 자신이 있으며, 그 어떤 요통에 관한 지식을 들고 나오더라도 반박이 가능하며, 눈앞에서 치료를 통해 보여 줄 수 있다는 확신이 있기에 과감하게 '요통'이라는 단일 주제로 승부(?)를 걸게 되었습니다.

무슨 책 한 권 내는데 싸움을 하듯이 글을 적느냐고 비아냥거릴 분도 계시겠지만, 적어도 저는 글을 적는 사람이라면 자신의 글이 역사에 남는다는 사명감을 가져야 하며, 학자라면 과학적인 근거에 입각해서 글을 적어야 한다고 생각합니다. 그것은 지식인으로서 대중들에 대한 예의라고 생각합니다.

수많은 의료 정보들이 범람하고 있지만, 대체 어떤 정보를 따라야 할지 대중들은 혼란스러워합니다. 저 역시 TV 강의를 듣거나 책이나 인터넷 글을 보면서 "저건 아닌데…."라고 생각한 적이 수없이 많습니다. 어설픈 글질로 인해 얼마나 많은 대한민국 국민들이 의료 정보의 홍수 속에서 갈팡질팡하고 있는가 생각해 봐야 할 것입니다.

어쩌면, 그래 본들 저의 글 역시 읽는 독자의 수준에 따라 호불호가 나뉠 테지만, 그럼에도 자신 있는 것은 나의 글에 대해 반대하는 사람이라도, 그 사람의 의료지식 수준이 향상될수록 저의 말이 사실임을 알게 될 것이라는 확신이 있기 때문입니다.

우연히 보게 된 블로그에서 '최악의 책'이라는 제목으로 제 책을

평가해 놓은 글을 접한 적이 있었습니다. 이 책 또한 어떤 이에게
는 '최악의 책'이 될 수도 있고, 어떤 이에게는 '세상에 단 하나뿐
인 감동적인 책'이 될 수도 있을 것입니다. 부디, 이 책을 통해 요
통에 대한 새로운 식견이 생기는 계기가 되기를 바랍니다.

2019년 3월
이문환

"요통이 뭔가요?"

라는 질문을 받는다면 일반인이라면 "요통을 요통이라 하지 뭐라고 하나요?"라고 대답할 것입니다.

하지만, 위의 질문을 의사나 물리치료사에게 한다면?

의외일지도 모르지만, 쉽고 명확하게 답을 하지 못할 가능성이 높습니다.

그 이유는 요통의 종류가 워낙 많고, 원인은 더 많기 때문에 '요통은 이것이다'라고 단정적으로 답을 하기가 어려운 것입니다.

그렇다면 왜 요통의 종류도 많고, 생기는 이유도 많고, 치료법도 각양각색일까요?

의사와 물리치료사의 견해가 다르고, 의사라면 전문의에 따라 다르며, 물리치료사라면 자신의 전문 분야 혹은 전공 혹은 선호하는 치료기법에 따라 요통을 바라보는 관점이 다릅니다. 그 이유는 뭘까요?

저는 이렇게 생각합니다.

"전문가마다 요통에 대한 견해가 다른 것은 요통의 원인이 뭔지 모르고 있는 것입니다."

원인을 모르니 치료법은 각자 개인의 경험에 따른 것일 뿐이라는 것이죠.

원인이 명확하다면 치료법 역시 명확하고 간단할 것이며, 쉽게 말해서 한마디 말로 혹은 단 한 줄의 설명으로 끝날 수 있을 것입니다.

이러한 질문은 어떨까요?

"인간은 왜 늙을까요?"

이 질문을 받는다면 어떤 답변이 따라올까요?

"늙으니깐 늙는 거죠."

혹은 좀 더 단순하게

"나이가 드니깐 늙는 거죠."라고 답할 가능성이 높습니다.

'요통이 뭔가요?'라는 질문에 대한 답변과 똑같지 않은가요?

인간이 왜 늙는가에 대한 정확한 답변은

"늙는 이유를 모르기 때문입니다."

늙는 이유를 안다면 늙지 않게 할 수 있을 것입니다.

요통 또한 마찬가지입니다.

요통의 원인을 안다면 요통을 치료할 수 있을 것입니다.

이것이 바로 치료사의 마인드이어야 한다는 것이 저의 생각이며, 환자를 치료하는 임상가로서의 혹은 질환을 바라보는 흔들리지 않는 저의 관점이며, 제 스스로에게 던지는 화두와도 같은 것입니다.

가끔씩 의사들이 환자들의 X-ray 사진을 보고는

"아직은 수술할 단계가 아닙니다. 수술하기에는 아까우니, 좀 더 쓰시다가 심해지면 그때 수술합시다."라고 환자에게 조언합니다.

이 말이 당연한 것처럼 들리나요?

그렇다면 당신은 아마추어입니다.

수술하지 않아도 될 환자?

그래 봤자, 결국 시간이 지나면 수술을 하게 된다는 말이니 이 얼마나 웃픈(?) 일인가 말입니다.

지금 당장 수술할 상태는 아니라서 기쁠지 모르겠지만, 좀 늦고 빠르고의 차이일 뿐 언젠가는 수술을 하게 될 테니 말입니다.

필자가 가장 황당하게 여기는 질환의 이유는 바로 '노화'입니다.

대부분의 신경근골격계질환(목·허리 디스크에 의한 신경통, 관절염, 힘줄염 등 신경과 관절 그리고 근육에서 발생한 질환을 통칭해서 사용하는 용어임)의 원인은 '노화'라고 알려져 있습니다.

질환의 원인이 '노화'라면 치료가 안 된다는 말이 아닌가요?

이 얼마나 슬프고 답 없는 원인이란 말입니까?

늙는 것을 막을 수 없는 상황이니, 언젠가는 디스크를 비롯한 신경근골격계 질환이 올 수밖에 없다는 말이니, 슬프지 않을 수가 있을까요?

그래서 '늙으면 나으려 하지 말고, 통증과 친구처럼 지내라'고 말하는 것일까요?

요통의 원인은 '근육'입니다.

뭔 황당한 소리를 하느냐고 할지도 모르겠군요.

"나이 든 것도 서러운데, 그놈의 나이 때문이라는 말 좀 하지 마십시오."

필자가 자주 하는 말입니다.

뭔 놈의 질환의 원인이 죄다 나이 때문이랍니다.

나이가 원인이라면 원인을 어떻게 수정해야 결과가 달라질까요?

아무것도 해 줄 것이 없는데, 대체 무슨 치료를 하고 있다는 말인가요?

요통의 원인은 -요통을 포함한 거의 대부분의 신경근골격계의 원인은, 외상으로 인한 손상이 아닌 이상- 근육입니다.

나이가 많고 적고를 떠나서, 뚱뚱한지 야윈지를 떠나서, 남자인지 여자인지를 떠나서 요통을 유발하는 원인근이 굳어 있는 사람은 허리가 아파서 병원에 가고, 반대로 허리근육이 굳어 있지 않은 사람은 병원에 가지 않습니다.

실제로, 물리치료사로 근무하고 있는 필자가 보는 현실이며, 환자분들에게 드리는 말씀입니다.

"요통의 원인이 비만이라면, 여기 물리치료실에 누워 있는 환자들이 죄다 뚱뚱해야 하는데, 보시다시피 다들 정상체중입니다. 그리고 요통의 원인이 노화라면 환자들 대다수가 노인이어야 하는

데, 본원의 주 환자의 연령층은 40~50대입니다. 이제부터 저는 환자분의 뭉친 허리근육을 풀어 나갈 것입니다. 환자분은 평소에 허리근육이 굳지 않게 관리를 하시면 됩니다."

본인의 말이 사실이라면,(아직은 믿지 않으시겠지만) 요통을 유발하는 원인근은 대체 무엇일까요?

그리고 그 근육들은 어떻게 요통을 유발하게 되는 것일까요?

그리고 치료는 어떻게 하면 될까요?

이 세 가지 질문에 대한 답을 얻을 수 있다면 누구나 요통 전문가가 될 수 있을 것입니다.

하지만, 인간의 마음이 어디 그런가 말입니다.

사람은 딱 자신이 이해할 수 있는 만큼 이해를 합니다. 혹은 자신이 보고 싶고, 듣고 싶은 부분만 듣게 됩니다. 그 수준에서 필자의 말을 곡해를 합니다.

정말 본인의 글을 통해 요통전문가가 되고자 한다면 필자가 하는 말을 고스란히 가슴속으로 받아들일 수 있어야 합니다. 그렇게만 된다면 이 글을 읽고 있는 당신 역시 필자와 같이 요통전문가의 반열에 오르게 될 것입니다.

준비가 되셨습니까?

차례

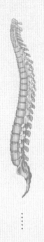

**PART
01**

**요통의
원인은
근육이다**

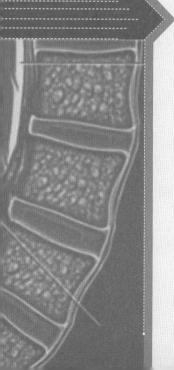

PART 01

요통의 원인은
근육이다

요통을 포함한 거의 대부분의 신경근골
격계 질환의 원인은, 외상으로 인한 손
상이 아닌 이상 '근육'입니다.

요통의 종류

　프롤로그에 요통은 종류가 많고 그 원인도 많아서 전문가들조차 "요통이 뭔가요?"라는 질문에 바로 답을 할 수 없을지도 모른다고 언급했는데, 정형외과학책에 근거하여 요통의 종류를 분류해서 설명해 드리겠습니다.

　요통은 크게 다섯 가지로 구분됩니다. 첫째는 염좌(sprain), 둘째는 비특이성 요통(nonspecific low back pain), 셋째는 추간판탈출증(흔히 '디스크'라고 함), 넷째는 척추관협착증, 마지막으로 척추분리증(spondylosis)과 척추전방전위증(spondylolisthesis)입니다.

　이 다섯 가지 외에 골반 비틀림이나 다리 길이 차이, 엉치 통증이나 다리 저림 등은 모두 위 다섯 가지 중에서 나타나는 하나의 증상일 뿐입니다. 이번 장에서는 다섯 가지 요통에 대해 개괄적으로 설명을 드리고, 계속해서 각 요통별로 상세히 설명을 드리겠습니다.

　먼저, 염좌입니다. 염좌란 허리가 뜨끔하면서 삔 상태입니다.

영어로는 'sprain'이라고 하는데, 일반적으로 염좌는 인대가 손상된 것을 의미합니다. 이와는 달리 근육이 손상당한 상태를 '좌상'이라고 하며, 영어로는 'strain'이라고 합니다. 하지만 허리염좌는 외력에 의해 손상당하지 않은 이상 인대만 단독으로 손상될 확률은 낮습니다. 그래서 요추부 염좌라 함은 주로 근육이 순간적으로 뜨끔한 상태라고 이해하시는 것이 더 정확합니다. 이제부터 어느 근육이 주로 염좌손상을 당하는지에 대해 설명을 드리겠습니다.

1) 척추기립근 손상

가장 흔히 손상되는 근육은 척추기립근입니다. 척추기립근은 허리를 곧추세우는 작용을 하는데, 이 근육은 두개골이나 목에서 시작해서 등과 허리를 지나 최종적으로는 골반까지 연결되어 있는 척추에서 가장 긴 근육입니다. 척추기립근은 하나의 단일 근육이 아니라, 두개골에서 경추, 두개골에서 흉추, 경추에서 요추와 골반까지 연결되는 근육들을 통칭해서 부르는 용어입니다.

[그림 1-1]에서 볼 수 있듯이 세분해 보면 척추의 바깥으로 주행하는 장늑근(iliocostalis), 척추의 중앙을 지나는 최장근(longissimus) 그리고 척추의 내측을 지나는 극간근(spinalis)으로 세분할 수 있습니다.

척추기립근은 주로 아침에 많이 손상당하지만, 무거운 물건을 들 때도 쉽게 손상되는 근육입니다. 아침에 바닥에 떨어진 종이를

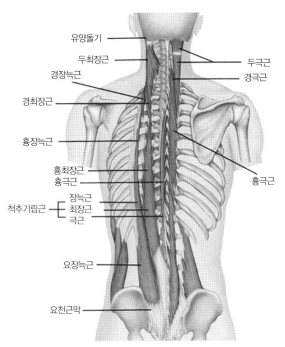

유양돌기

두최장근

경장늑근

경최장근

흉장늑근

흉최장근
흉극근

척추기립근 { 장늑근
최장근
극근

요장늑근

요천근막

두극근

경극근

흉극근

[그림 1-1] 척추기립근의 해부학. 천골(sacrum)에서 요추와 흉추를 지나 두개골까지 연결되어 있는 모습을 볼 수 있다. 각기 명칭이 다르지만, 통칭해서 척추기립근이라고 한다. 이 근육이 손상되면 고개만 숙여도 허리에 극심한 통증이 유발된다.

줍기 위해 허리를 숙이다가 자기도 모르게 순간적으로 뜨끔해서 몸을 꼼짝하지 못할 정도로 아프기도 하고, 재채기를 하다가 뜨끔해서 그대로 주저앉기도 합니다. 하지만 대부분은 움직이는 것을 자제하고, 휴식을 취하거나 파스를 바르거나 약을 먹거나 주사를 맞거나 혹은 간단한 물리치료를 받으면 늦어도 2~3일 정도면 대부분 회복됩니다.

근육이 뜨끔하면 근육의 길이가 순간적으로 짧아지는데, 쉽게 말해서 뭉친 것입니다. 이렇게 굳어서 뭉쳐 있던 척추기립근이 채 풀리기도 전에 다시 무거운 물건을 반복적으로 들어 올리거나 혹은 장시간 앉아 있거나 하는 이유로 인해 척추기립근이 다시 굳어지는데, 이 상태에서는 앞서 언급한 동작에서 다시 허리가 뜨끔하는 일이 반복될 가능성이 높습니다.

따라서 척추기립근이 굳어 있다는 느낌이 들면 허리를 숙이고, 돌리고, 팔을 위로 쭉 뻗어서 기지개를 켜는 동작을 통해 짧아져 있는 척추기립근을 늘려 주는 생활습관이 중요합니다. 팔을 위로 쭉 뻗어서 허리를 숙이면 척추기립근과 함께 광배근, 요방형근, 하승모근 등이 같이 이완되는 장점이 있습니다. 이렇게 간단한 동작만으로도 굳어 있던 척추기립근은 쉽게 이완됩니다.

좀 더 좋은 것은 땀이 흐르는 운동을 하는 것인데요, 땀이 흐른다는 것은 근육이 움직인다는 것이고, 혈액순환이 개선된다는 사인입니다. 이러한 과정을 통해 근육이 말랑말랑하게 이완되는 것입니다.

그렇다면 내 근육이 뭉친다는 것은 어떻게 알 수 있을까요? 내 근육이 뭉친다는 것은 쉽게 알 수 있는데요, 가장 먼저 온몸이 뻐근한 느낌이 듭니다. 특히 아침이나 반복적인 동작을 많이 하면 근피로가 생기고, 피로물질이 쌓이면서 통증을 유발하는 매개체로 작용합니다. 특히 허리가 뻐근하게 느껴지면 척추기립근이 굳어 있다는 사인이니, 이를 무시하지 마시고 즉시 스트레칭을 해서 풀어 주는 것이 좋습니다.

2) 요방형근 손상

이 근육 역시 척추기립근 만큼이나 자주 손상되는 근육 중에 하나입니다. 현대인들은 주로 앉아서 일을 하기 때문에 요방형근이 자주 손상됩니다. 척추기립근은 서 있을 때 척추를 곧추세우는 작용을 하는 반면에, 요방형근은 앉아 있을 때 척추를 안정적으로 잡아 주는 역할을 합니다.

사람이 의자에 앉아 있으면 가만히 있는 것 같지만, 실제로는 미세하게 좌우와 앞뒤로 움직임이 발생하는데, 이 현상을 '자세동요(postural sway)'라고 합니다. 물론 서 있을 때보다는 자세동요가 덜하기는 하지만, 앉아 있을 때 상체가 오른쪽으로 기울면 왼쪽의 요방형근이 수축하면서 상체를 왼쪽으로 당기게 되고, 반대로 상체가 왼쪽으로 기울면 오른쪽 요방형근이 수축하면서 상체를 오른쪽으로 당기면서 자세를 똑바로 잡아 주게 됩니다.

하지만 이러한 정적인 자세를 장시간 취하게 되면 근육은 빠르게 경직되는데, 특히 앉아 있을 때는 요방형근에 쉽게 근피로가 생기며 옆구리가 우리한 통증이 생기게 됩니다. 이때 자세를 바꿔 주어야 하는데요, 다리를 교대로 꼬아 주거나 엉덩이를 앞으로 쭉 빼거나 혹은 허리를 곧추세우는 동작을 해 주는 것만으로도 긴장되어 있던 요방형근이 움직이기 때문에 근피로가 해소됩니다.

그보다 더 중요한 것은 자리에서 일어나는 것입니다. 40~50분 정도 자리에 앉아서 업무를 본 후 규칙적으로 자리에서 일어나 밖으로 나가는 것이 좋습니다. 실제로 한 시간 정도 자리에 앉아서 업무를 하다 보면 어깨도 묵직하게 경직되고, 허리도 우리하게 아파 오는 것을 느낄 수 있습니다. 이때 자세를 변경시키거나 자리에서 일어나는 습관을 들이는 것이 좋습니다.

앉아 있을 때 상체를 잡아 주는 근육이 요방형근이라고 말씀드렸는데요, 서 있을 때는 요방형근의 수축력은 감소하고, 중둔근과 대퇴외측에 붙어 있는 대퇴근막장근이 강한 힘을 발휘합니다.

요방형근은 척추기립근과는 달리 순간적으로 뜨끔 하는 것이 아니라, 허리에서 생긴 우리한 통증이 있던 중에 통증이 계속 증가하게 되고, 심할 경우 허리가 옆으로 휘어지거나 틀어지게 됩니다. 척추기립근이 손상되면 고개를 숙이기도 힘들고, 재채기를 해도 허리가 뜨끔거리지만, 요방형근은 주로 한쪽이 손상되기 때문에 손상된 요방형근이 요추를 끌고 나가면서 허리가 휘어지는 것입니다. 이 손상 또한 2~3일 혹은 늦어도 일주일이면 통증이 사라지고, 허리도 바로 펴지게 됩니다.

하지만, 일주일이 지나도록 회복되지 않으면 척추에 심각한 변화가 생길 가능성이 높습니다. 가장 큰 걱정은 추간판이 탈출하는 것입니다. 이렇게 되면 다리가 심하게 저리거나 아파 오면서 일상생활 하는 데 많은 불편을 겪게 되고, 심할 경우에는 수술까지 고려해야 하는 상황이 발생됩니다.

물론 수술을 하지 않아도 충분히 치료되지만, 그 통증이 너무 심하고 더러는 제대로 된 치료를 받지 못해 수술을 하게 되는 것입니다. 따라서 요방형근의 경직에 의해 한쪽으로 틀어진 척추는 최대한 빨리 원래의 모습으로 회복시키는 것이 좋습니다.

현대의 직업이 거의 대부분 앉아서 업무를 보는 것이기 때문에 앉지 않고는 일을 할 수 없는 상황이기는 하지만, 앉을 때는 반드시 등받이가 있는 의자를 사용하고, 등은 등받이에 붙이고 앉는 것이 그나마 요방형근이 빠르게 경직되지 않게 하는 하나의 방법입니다.

어떤 환자분이 제게 이런 질문을 한 적이 있습니다.

"선생님, 술을 마셔도 됩니까?

"네, 괜찮습니다. 허리가 아픈 것은 많이 앉아 있는 것이 문제가 됩니다. 알코올이 몸에 들어가면 통증감각이 떨어지고, 몸이 이완되기도 하기 때문에 오히려 장점이 더 많습니다. 하지만, 술에 의해 몸의 감각이 둔해지기 때문에 장시간 앉아 있는 것이 문제가 됩니다. 술을 드실 때는 반드시 등받이가 있는 의자에 앉아서 드시고, 허리가 아프면 밖에 나갔다가 들어오거나, 그도 아니면 이 자리 저 자리 돌아다니면서 다른 분들에게 술도 한 잔씩 따라 드리면서 술을 드시는 것이 좋겠습니다."

필자가 '술을 마셔도 된다'라고 한 그 말에 흐뭇해하던 그 환자분의 얼굴이 기억납니다. 그리고 덧붙여 "운동을 좀 하시는 것이 좋습니다."라고 말씀을 드렸습니다.

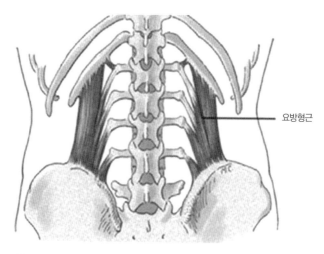

요방형근

[그림 1-2] 요방형근의 해부학. 골반 위쪽(장골능, iliac crest)에서 요추 1번~5번의 횡돌기와 12번 늑골까지 연결되어 있는 모습을 볼 수 있다. 만약, 오른쪽 요방형근이 굳으면 오른쪽 골반을 끌고 올라가면서 골반의 높낮이가 달라질 수 있고, 요추를 오른쪽으로 끌고 나오면 허리가 오른쪽으로 휘어지며, 오른쪽 다리 길이가 짧아진다.

3) 장요근 손상

앞서 언급한 척추기립근이나 요방형근의 두 개의 근육이 손상되면 어디에, 더 정확하게는 어느 근육에 문제가 생겼는지 확실히 알 수 있는 반면에 장요근은 그렇지 않은 경우가 많습니다. 장요근이라는 근육은 서 있을 때 고관절을 구부리는 작용(고관절 굴곡, hip flexion)을 하며, 골반을 전방경사(pelvic anterior tilting)시키는 작용을 합니다. 오리엉덩이를 갖고 있는 분은 장요근이 경직되어 있는 경우이며, 요통이 발생할 확률이 매우 높은 신체적인 특징을 갖고 있다고 생각하시면 됩니다.

오래 서 있을 때 허리가 우리하게 아픈 증상은 바로 이 장요근이 경직되면서 요추를 전만시키고 있다는 사인입니다. 이때는 자리에 앉거나 앉아서 허리를 최대한 숙여서 허리를 스트레칭을 하면 그 즉시 허리가 시원해지는 느낌이 듭니다. 자리에 앉을 상황이 안 되면 선 채로 허리를 숙이고 좌우로 돌리면서 허리근육을 풀어 주시면 됩니다.

더 좋은 것은 장요근 스트레칭을 하는 것이 더 도움이 됩니다. 장요근을 스트레칭하는 방법은 인터넷에서 쉽게 찾을 수 있습니다. 장요근 손상 시 나타나는 통증 양상에 대해서는 바로 뒤의 '비특이성 요통'에 설명되어 있으니 참고하시기 바랍니다.

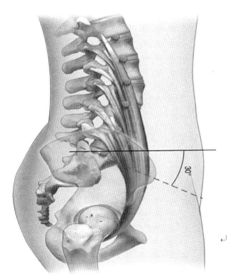

[그림 1-3] 장요근의 해부학. 요추1~5번 추체와 횡돌기에 붙어서 골반 앞쪽을 지난 다음 대퇴골의 소전자까지 연결되어 있다. 장요근이 굳으면 요추를 앞쪽으로 끌고 나오면서 요추를 전만시킨다. 걸어갈 때 골반 앞쪽이 아파서 주먹으로 툭툭 치거나, 요추전만에 의해 소관절면(facet joint)이 압박을 받기 때문에 허리 뒤쪽 깊은 곳에 우리한 통증이 생긴다.

근육이 힘을 발휘하는 기전에 대해 설명을 드리겠습니다. 먼저 뇌의 명령을 받은 운동신경이 해당 근육으로 신경신호를 보내고, 이러한 신경신호를 받은 근육이 수축과 이완을 하면서 힘을 발휘하게 되는데, 이를 '근수축기전'이라고 합니다.

쉽게 말해서 형광등이 근육이라고 가정해 봅시다. 형광등으로 연결된 전선을 따라 전기가 들어와야 불이 켜지는 것과 마찬가지로, 신경을 따라 전기적 신호가 근육으로 연결되면 그제야 근육은 정상적인 수축을 하게 됩니다.

그런데 문제는 뇌의 학습입니다. 뇌는 평소에 학습된 만큼 해당 근육으로 신경신호를 보내게 되는데, 이것을 '운동단위(motor unit)'라고 합니다. 가령, 상체를 들어 올리는 데 필요한 운동단위의 수가 10개라고 가정해 봅시다. 들어 올려야 할 물건을 눈으로 보는 순간 시각적인 정보, 즉 얼마나 무거울지에 대한 정보가 뇌로 입력됩니다. 그다음 손으로 잡았을 때 촉각적인 정보 역시 뇌로 전달됩니다.

이 모든 감각은 뇌로 전달되고, 뇌는 그 정보를 통합 처리한 다음 해당 근육으로 명령을 내리게 되는데, 이러한 일련의 과정을 '운동단위 동원(recruitment of motor unit)'이라고 합니다. 평소대로, 즉 뇌가 학습된 대로 운동단위를 10개만 동원명령(recruitment or firing)을 내렸는데, 손에서 감지된 감각보다 더 무거운 물건일 경우 혹은 근육의 경직에 의해 평소보다 더 많은 운동단위가 필요한 경우 뇌에서 명령을 내린 운동단위의 발사(firing)가 부족할 것이고, 이때 근육이 손상되는 것입니다.

이런 현상을 예방하려면 무거운 물건일수록 천천히 들어 올려야 합니다. 그리고 아침에 근육이 많이 경직되는데(이러한 현상을 '조조강직', 즉 이른 아침에 근육이 뻣뻣해지는 증상이라고 한다), 아침에 일어날 때 항상 허리근육의 뻣뻣한 정도를 확인하고, 스트레칭을 한 다음 일어나거나 일하는 습관을 들이는 것이 좋습니다.

무거운 물건을 들어야 할 경우 손으로 물건을 강하게 잡고, 허리를 살짝살짝 움직여 보면서 허리힘을 느껴 보세요. 이러한 과정은 모두 뇌로 신경신호를 보내는 과정이며, 운동단위를 수정할 것을 뇌에게 요구하는 과정입니다. 이러한 일련의 과정을 통해 뇌는 재통합과정을 거쳐서 수정된, 즉 추가된 운동단위를 내려보냄으로써 평소보다 무거운 물체를 들어 올릴 수 있게 되는 것입니다.

손상된 근육이 이완되면 요통은 쉽게 해결될 문제이지만, 손상된 근육이 회복되지 않고 6주 이상 지속되는 통증을 '만성요통(chronic low back pain)' 혹은 '비특이성 요통(nonspecific low back pain)'이라고 합니다. 비특이성 요통 단계를 지나서도 회복이 되지 않으면 젊은 사람은 추간판탈출증으로 진행되고, 중년 이후의 환자는 협착증으로 진행되는 것입니다. 이 부분은 다음 장에서 계속 설명해 드리겠습니다.

그리고 요통을 유발하는 주요 근육들은 이번 장에서 언급한 척추기립근, 요방형근, 장요근 외에 광배근이 추가되지만, 광배근은 척추기립근과 똑같은 작용을 하기 때문에(적어도 요추에 대해서만은) 추가적으로 설명을 드리지는 않겠습니다.

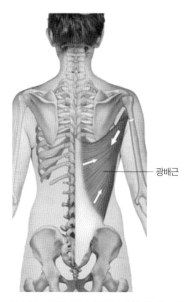

광배근

[그림 1-4] 광배근의 해부학. 광배근은 등 전체를 감싸고 있는 넓은 근육이다. 그래서 신용어는 '넓은 등근육'이라고 칭하고 있다. 이 근육은 상완골(위팔뼈)의 결절간구(intertubercular groove, 대결절과 소결절 사이 공간을 말함)에서 시작해서 견갑골 외측면을 지나 흉추 7번부터 요추를 지나, 천골과 장골능까지 연결되어 있다. 팔을 아래로 끌어내리는 작용을 하지만, 앉은 자세에서 골반을 지면으로부터 들어올리기도 하고, 요통에서 중요한 것은 요추를 신전시키는 작용을 한다는 점이다.

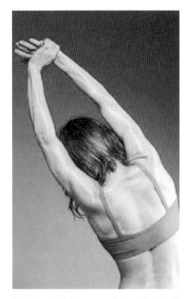

[그림 1-5] 광배근 스트레칭법. 팔을 위로 올린 다음 옆구리 운동을 하듯이 스트레칭 합니다. 좀 더 강한 스트레칭을 원하면 이 자세를 유지하면서 허리를 숙이면 됩니다. 좌우 교대로 하시면 됩니다.

추간판탈출증(herniation of intervertebral disc)과 척추관협착증(spinal stenosis) 그리고 척추전방전위증(spondylolisthesis)은 매우 중요한 질환이기 때문에 다음 장에서 자세히 설명해 드리겠습니다. 다만 이것한 가지만 기억하고 넘어가겠습니다.

급성염좌를 유발하는 척추기립근, 요방형근, 광배근 그리고 장요근이 3일에서 일주일이 지나도 회복되지 않고, 4~6주 이상 지속되는 통증이 있을 경우 만성요통, 좀 더 정확하게는 비특이성 요통이라고 합니다. 이들 네 개의 근육이 경직되면 골반은 전방경사되고, 요추는 전만됩니다. 골반의 전방경사와 요추전만이 심해질수록 척추 내부의 압력은 증가하게 되는데, 척추내압이 증가할수록 추간판 내부에 있는 수핵이 섬유륜을 찢고 나오는 것이 추간판탈출증이며, 나이가 든 중년 이후에는 척추관협착증으로 진행합니다.

추간판탈출증과 척추관협착증의 두 질환이 비특이성 요통과 가장 큰 차이점은 다리가 저리거나(tingling pain), 다리감각이 떨어지거나(numbness), 걸을 때 힘이 빠져서 앉아서 쉬어야 하는 신경학적 증상(neurogenic claudication)이 나타난다는 것입니다. 따라서 요통이 6주 이상 지속된다 하더라도 다리에서 느껴지는 신경학적 증상이 나타나지 않으면 비특이성 요통일 확률은 거의 십중팔구입니다.

더러 MRI상에는 명확하게 추간판이 탈출된 것이 보이는데도 불구하고 환자는 다리 저림과 같은 신경학적인 증상을 호소하지 않는 경우도 있습니다. 이 경우는 추간판이 탈출된 것은 맞지만, 척추신경을 누르지 않고 있는 것으로 해석해야 할 것 같습니다. 반대로 MRI상에는 추간판이 탈출한 흔적이 보이지 않음에도 불구하고 환자가 다리저림 증상을 호소하는 경우도 있습니다. 이 경우는 허리의 문제가 아니라, 근육의 경직에 의한 근막통증증후군으로 인한 연관통일 가능성이 높습니다. 대부분의 신경학적 증상은 허리를 치료해야 하는 반면에, 이 경우는 다리를 치료해야 낫습니다. 이 정도로 마무리하겠습니다.

비특이성 요통

앞서 언급한 급성요통 혹은 염좌는 대개 3일 이내에 회복되며, 늦어도 일주일이면 충분합니다. 파스 바르고, 사우나 하고, 휴식을 취하면 대부분은 회복됩니다. 하지만 일주일이 지났음에도 불구하고 처음보다 통증은 많이 줄어들었지만, 잔통이 사라지지 않고 6주 이상 지속되는 요통이 있을 경우 '만성요통(chronic low back pain)', 정확하게는 '비특이성 요통(non-specific low back pain)'이라고 합니다.

여기서 '비특이성'이라는 단어에 주목할 필요가 있는데요, '비특이성'이라는 단어의 의미에 대해 정확하게 알려져 있지 않지만, 가장 쉽게 해석하면 다음과 같습니다. "비특이성 요통이란, X-ray나 MRI상에 디스크의 퇴행이나 수핵의 탈출 혹은 척추의 변이나 퇴행 혹은 척추 간 간격의 협소 등이 전혀 보이지 않음에도 불구하고 환자가 6주 이상 지속적인 혹은 간헐적인 요통을 소호하는 질환"으로 해석할 수 있습니다.

비특이성 요통과 추간판탈출증의 가장 큰 차이점은 다리 저림이 있느냐 없느냐의 차이입니다. 이 부분은 다음 장에서 자세히 설명을 드리겠습니다. 중요한 것은 요통 환자가 다리가 저리지 않는다면 그 통증이 허리든, 골반이든, 엉치이든, 꼬리뼈이든 상관없이 비특이성 요통입니다. 몇 년 전에 넘어졌다거나 혹은 자동차사고를 당했다거나 혹은 허리를 삐끗해서 며칠 동안 움직이지도 못했다거나 상관없이 허리근육이 약간 굳어 있는 정도인 비특이성 요통일 뿐입니다.

X-ray상에 보이는 골반의 부정정렬이나 다리 길이의 차이, 어깨 높낮이의 차이나 걸음걸이의 이상, 족관절의 변이, 무릎과 고관절의 비정상적인 회전 모두 비특이성 요통의 하나일 뿐입니다. 요통 환자는 거의 대부분이 비특이성 요통입니다. 적어도 다리가 저리거나 힘이 빠지는 방사통이 없다면 100% 비특이성 요통이라고 해도 무방합니다.

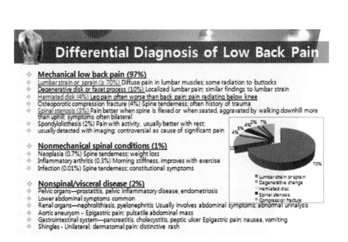

Differential Diagnosis of Low Back Pain

- **Mechanical low back pain (97%)**
  - Lumbar strain or sprain (≥ 70%) Diffuse pain in lumbar muscles; some radiation to buttocks
  - Degenerative disk or facet process (10%) Localized lumbar pain; similar findings to lumbar strain
  - Herniated disk (4%) Leg pain often worse than back pain; pain radiating below knee
  - Osteoporotic compression fracture (4%) Spine tenderness; often history of trauma
  - Spinal stenosis (3%) Pain better when spine is flexed or when seated; aggravated by walking downhill more than uphill; symptoms often bilateral
  - Spondylolisthesis (2%) Pain with activity, usually better with rest
  - usually detected with imaging; controversial as cause of significant pain

- **Nonmechanical spinal conditions (1%)**
  - Neoplasia (0.7%) Spine tenderness; weight loss
  - Inflammatory arthritis (0.3%) Morning stiffness, improves with exercise
  - Infection (0.01%) Spine tenderness; constitutional symptoms

- **Nonspinal/visceral disease (2%)**
  - Pelvic organs—prostatitis, pelvic inflammatory disease, endometriosis
  - Lower abdominal symptoms common
  - Renal organs—nephrolithiasis, pyelonephritis Usually involves abdominal symptoms; abnormal urinalysis
  - Aortic aneurysm - Epigastric pain; pulsatile abdominal mass
  - Gastrointestinal system—pancreatitis, cholecystitis, peptic ulcer Epigastric pain; nausea, vomiting
  - Shingles - Unilateral; dermatomal pain; distinctive rash

Pie chart legend:
- Lumbar strain or sprain
- Degenerative change
- Herniated disc
- Spinal stenosis
- Compression fracture

[그림 2-1] 요통의 종류

[그림 2-1]에서 볼 수 있듯이, 요추염좌와 좌상이 70% 이상을 차지하고 있는 반면에, 추간판탈출증은 4%, 척추관협착증은 이보다 더 적은 3%이며, 척추전방전위증 역시 2% 정도로 유병률이 아주 낮음을 알 수 있습니다.

이 말이 의미하는 바는 많은 요통전문가들이 강조하는 골반의 비틀림이나 부정정렬, 다리 길이의 불일치, 대퇴골의 과도한 외회전, 족관절의 과도한 내반 혹은 뇌척수액의 비정상적인 흐름이 요통의 유발 원인이라고 하지만, 실제로는 비특이성 요통을 두고 전문가들마다 각자 다른 이야기를 하고 있는 것일 뿐이라는 사실입니다.

'비특이성'이라는 말을 그대로 해석하면 '별다른 문제 혹은 특이한 점이 없는 요통'이 되기 때문에 비특이성 요통을 해결할 실마리를 찾을 수 없게 되는 것입니다. 이런 애매모호한 용어는 사실 '잘 모르겠다'라는 의학의 패배 선언과 같은 말인데, 이런 용어는 다른 질환에서도 나타납니다. 대표적인 것이 '특발성 척추측만증(idiopathic scoliosis)'인데요, 특발성척추측만증의 원인은 '알 수 없음'으로 나와 있습니다.

"대다수의 척추측만증 환자에서는 여러 가지 검사를 해도 척추가 휜 원인을 발견하지 못한다. 이와 같이 원인을 찾지 못하는 경우 특발성 측만증(Idiopathic scoliosis)으로 분류한다. 전체 척추측만증의 약 85%를 차지하며, 척추 변형이외의 다른 전신적인 문제가 없는 건강한 아이에서 발견된다(이춘성, 대한척추외과학회지 6 (2), 1999)."

제가 아는 이춘성이라는 분은 현재 현대아산병원 정형외과에서 근무하는 교수이며, 대한민국에서 척추명의로 유명한 분으로 TV에 자주 출연하셨고, 『독수리의 눈, 사자의 마음, 그리고 여자의 손』(쌤 앤 파커스, 2012년)이라는 유명한 척추 관련 건강서적을 집필한 분입니다. 이분이 발표한 논문의 서론 부분에서 제일 먼저 언급한 문장입니다.

특발성측만증에 대해서는 외국 논문을 검색해 볼 필요도 없습니다. 국내외 할 것 없이 거의 똑같은 말을 앵무새처럼 반복하고 있을 뿐이죠. 특발성, 즉 영어로 'Idiopathic'이라는 단어를 풀어 보면 'Idiot', '바보'라는 단어와 'Pathic', '질병'이라는 단어의 합성어입니다. 쉽게 말해서 '의사 바보'라는 소리입니다.

그리고 '본태성고혈압' 역시 그래요. 고혈압이란 본래 뇌혈관 벽에 콜레스테롤이 침착되어 혈관내벽이 좁아진 것이 원인이며, 좁아진 혈관 통로를 통해 똑같은 양의 혈액을 뇌로 보내야 하는 책임이 있는 심장은 펌핑 속도를 올리게 되는데, 그 결과가 고혈압으로 나타나는 것입니다. 그런데, 뇌혈관의 내벽을 혈관조영술(angiography)이나 초음파(ultrasound)로 검사해 보면 혈관내벽이 깨끗하고 정상인 사람인데도 불구하고 고혈압으로 측정되는 경우가 있는데, 이때 본태성고혈압이라고 진단을 내리게 되죠.

본태성이란 말의 의미는 '본래부터 고혈압'이라는 의미인데, 잘못 태어난 부모를 탓해야 할까요? 어찌해 볼 도리가 없으니 안타까움만 더할 뿐입니다. '비특이성'이나 '특발성' 그리고 '본태성' 역시 그 원인을 모르겠다는 과학의 포기 선언입니다. 눈에 보이는 결과만이 과학이라는 스스로의 자기 검열에 빠진 패착일 뿐, 원인 없는 결과가 어디 있겠습니까! 아직 현대의학은 그 원인을 찾지 못했지만, 의외로 그 원인은 쉽게 이해되는데도 말입니다.

그 원인은 바로 근육입니다. 생각해 보세요. 구조적인 혹은 선천적인 문제가 전혀 없는 멀쩡한 척추가 왜 틀어지겠습니까? 그 이유는 척추와 골반을 연결하는 근육과 척추와 척추를 연결하는 근육의 비대칭적인 구축 혹은 단축, 쉽게 말해서 뭉쳐 있기 때문입니다. 어떤 힘이 척추를 틀어지게 했을 텐데, 근육이 뭉치면 고유의 근 길이가 짧아지게 되고, 짧아진 근육이 척추를 당기고 있는 상태가 척추측만증입니다.

X-선이라고 하는 방사선을 몸에 쏘이게 되면 빛이라고 하는 복사에너지는 투과, 흡수, 반사, 굴절, 회절 등의 반응을 보이는데요, "흡수된 파장만이 광화학적 효과를 낸다."이것이 그로투스-드레퍼의 법칙입니다. 즉, X-선이 흡수되는 조직은 물이 없는 단단한 조직인 뼈에 흡수되고 나머지 조직은 투과합니다. 그래서 근육의 상태를 눈으로 볼 수 없는 것입니다.

근육이 굳어 있는 정도는 틀어진 척추를 보고 예측 가능해야 하는데, 운동학(kinesiology)이나 기능해부학(functional anatomy) 혹은 근육이 힘을 내는 학문인 생역학(biomechanics)에 대한 의학적인 지식이 없이는 이해가 불가능한 것이죠. 엑스레이 사진을 보고 설명을 드리겠습니다.

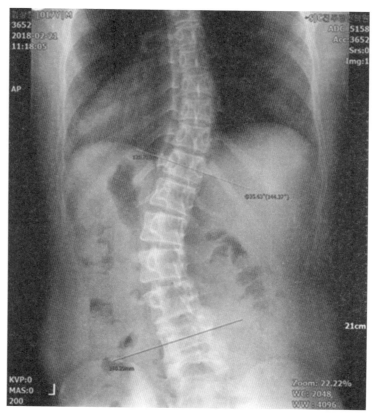

[그림 2-2] 특발성 측만증이 있는 환자의 엑스레이 모습.

[그림 2-2]를 통해 알 수 있는 것은 먼저 골반입니다. 1) 왼쪽
골반이 살짝 올라가 있고, 2) 요추는 왼쪽으로 휘어져 있으며, 3)
흉추(등뼈)는 오른쪽으로 휘어져 있으며, 오른쪽 10번과 11번 늑골
이 더 아래쪽으로 예각을 이루고 있는 것을 볼 수 있습니다. 이 상
태가 된 이유를 설명해 보겠습니다.

먼저 1) 왼쪽 골반이 살짝 올라가 있는 것은 왼쪽 요방형근이 짧

아져서 골반이 위로 끌려 올라가 있는 상태입니다. 2) 동시에 하부요추가 왼쪽으로 당겨져 있는 것은 왼쪽의 하부요방형근이 당기고 있다는 사인입니다. 3) 극돌기를 보시면 등뼈에서 요추5번으로 내려올수록 극돌기가 오른쪽으로 회전을 하고 있습니다. 그 이유는 오른쪽 장요근이 배를 향해 끌고 내려간 상태를 의미합니다.

4) 상부요추는 오른쪽 상부요방형근이 당기고 있다는 것을 의미하며, 5) 오른쪽 척추기립근과 광배근이 짧아져서 오른쪽 요추가 오목한(concave) 형태입니다. 6) 등이 오른쪽으로 휘어진 것은 오른쪽 능형근이 당기고 있다는 사인이며, 7) 왼쪽 등이 오목한 것은 왼쪽 흉추기립근이 짧아져서 당기고 있는 것입니다.

자, 여기까지 분석한 자료를 바탕으로 치료법에 대해 알아봅시다. 1) 왼쪽 하부 요방형근, 2) 오른쪽 상부요방형근, 3) 오른쪽 장요근, 4) 오른쪽 척추기립근과 광배근, 5) 오른쪽 능형근, 6) 왼쪽 흉추기립근을 풀어야 합니다. 그다음 척추를 교정해서 아탈구되어 있는 척추소관절면(facet joint)을 정복시켜 줘야 합니다. 이처럼 휘어진 척추를 보고 영향을 미치고 있는, 좀 더 정확하게는 굳어 있는 타깃근육이 무엇인지 알아낼 수 있어야만 치료가 가능할 것입니다.

척추가 휘어진다면 척추 뒤쪽에 두 개씩 총 48개의 척추소관절면 역시 아탈구가 되거나 반대로 압박을 받게 되는데요, 1) 볼록한 쪽의 소관절면은 상방활주(upward gliding)하며, 2) 오목한 쪽의 소관절면은 하방활주(downward gliding)를 하면서 위아래 관절이 서로 압박을 받게 됩니다. 이러한 관점에서 분석해 보면 1) 하부요추는

(정확하게 보이지는 않지만) 오른쪽이 상방활주되어 있고, 2) 상부요추는 왼쪽이 상방활주되어 있는 상태입니다.

등뼈는 잘 확인되지 않지만, 정확한 것은 측면 사진을 봐야 하는데, 추정할 수 있는 것은 장요근의 단축에 의해 골반이 전방경사되고 요추가 전만되어 있다면, 흉추는 당연히 후만변형되어 있을 것입니다. 흉추후만이라는 의미는 소관절면이 상방활주되어 있다는 것을 의미합니다.

물론 엑스레이상으로는 확인되지 않지만, 경추와 두개골의 수평도 맞지 않을 것입니다. 척추교정은 하방활주가 문제가 되기보다는 주로 상방활주가 되는 것이 문제입니다. 따라서 척추교정을 통해 상방활주되어 있는 척추를 하방활주 방향으로 교정하여 척추의 소관절면이 제 위치로 들어가게 하면 될 것입니다.

원인 분석이 끝났다면 이제는 치료입니다. 근육을 얼마나 더 효과적으로 풀어내느냐와 척추 교정을 얼마나 더 디테일하게 하느냐의 문제일 뿐, 필자가 분석한 대로 치료를 하기만 한다면 회복 기간이 빠르고 늦음의 차이일 뿐 언젠가는 완치가 된다는 점입니다.

혹시 제가 치료를 너무 쉽게 말하고 있다는 느낌이 드시나요? 맞습니다. 말이 쉽지, 치료는 결코 만만치가 않습니다. 대체 근육들이 얼마나 굳어 있기에 척추를 틀어 버렸을까 생각해 보면, 척추를 변형시킬 정도로 굳어 버린 근육을 풀어낸다는 것은 어쩌면 불가능한 일일지도 모릅니다.

그래서 대부분은 포기하거나 혹은 근육이 풀렸다고 스스로 자기

기만에 빠져 버리기 때문에 낫지 않는 것입니다. 근육이 풀리는 것을 치료사의 손끝에서 느낄 수 없다면 근육이 풀리고 있는지 감을 잡을 수가 없으며, 언제 치료가 마무리가 될지 예측이 안 되는 것입니다. 이제 이해가 되시나요?

이래도 특발성 측만증의 원인은 근육이 아니라고 하실 건가요? 척추라고 하는 뼈는 쇳덩어리처럼 하나로 붙어 있는 구조가 아니라, 24개가 서로 얽혀 있는 구조입니다. 이렇게 개개별로 움직이는 24개의 척추뼈는 척추뼈를 움직이는 각각의 근육이 당기는 쪽으로 이동을 하는 것이고, 그 힘에 의해 인간은 움직이는 것입니다. 근육이 굳어 있지 않은 사람은 척추가 바로 서 있지만, 척추 주변의 좌우 근육들이 비대칭으로 굳어 있는 사람은 척추가 휘어지는 것입니다. 이해가 되시죠?

보조기나 척추로 접근하는 그 어떤 치료도 효과가 없습니다. 어쩌면 24개의 척추를 통으로 고정하는 대형수술을 하게 될지도 모릅니다. [그림 2-3]의 수술 사진을 한번 보시죠. 생각만 해도 끔찍합니다.

하지만, 너무 크게 걱정할 일은 아닙니다. 25도 미만 정도의 측만증은 성장하면서 계속 휘어지는 것이 아니라 스스로 회복되기도 하고, 어떤 경우에는 40세가 지나도 등척추만 약간 휘어진 상태로 일상생활 하는 데는 문제가 없는 분들도 허다하게 만나게 되니까요. 그래도 휘어진 척추보다는 반듯한 척추가 더 좋겠죠? 보조기나 막연한 운동법이 아니라, 제대로 된 치료를 받으면 회복될 수

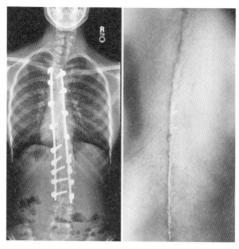

[그림 2-3] 척추측만증을 수술한 모습

있다는 것도 아셨으면 좋겠습니다.

　비특이성 요통을 설명드려야 하는데, 너무 많이 돌아온 것 같군요. 문장의 시작에서 언급했듯이 '비특이성 요통이란, X-ray나 MRI상에 디스크의 퇴행이나 수핵의 탈출 혹은 척추의 변이(deviation)나 퇴행(degeneration) 혹은 척추 간 간격의 협소(narrowing of intervertebral space) 등이 전혀 보이지 않음에도 불구하고 환자가 6주 이상 지속적인 혹은 간헐적인 요통을 소호하는 질환'입니다.

　눈에 보이지 않는다고 해서 비특이성, 즉 별다른 혹은 특이한 증상 없이 나타나는 요통이라고 하니 치료를 어떻게 해야 할지 갈피를 잡을 수가 없는 것입니다. 이것이 현대의학의 현주소입니다. 상황이 이러니 대한민국 국민들은 허리 치료를 받기 위해 수십만 원에서 수백, 수천만 원의 돈을 들이고 있는 것이죠.

비특이성 요통 역시 '본태성'이나 '특발성'이라는 단어와 마찬가지로 원인은 근육입니다. 근육이 굳어 있는 정도는 방사선에 나타나지 않으니 이해를 못하는 것일 수도 있지만, 척추와 골반이 움직인 모습을 보고 어떤 근육이 당기고 있는지 이해만 된다면 쉽게 진단 및 치료가 가능한 것입니다.

원인을 근육으로 보지 않고 방사선을 통해 눈에 보이는 척추와 구조적인 문제에 포커스가 맞춰져 있기 때문에 치료가 되지 않는 것입니다. 비특이성 요통의 원인이 근육이라고 했는데, 이제부터 대체 어떤 근육들이 굳으면 요통을 유발하는지 말씀드리겠습니다.

비특이성 요통을 유발하는 원인근은 골반을 전방경사시키는 장요근(iliopsoas)**과 요추를 전만시키는 요방형근**(quadratus lumborum)**, 척추기립근**(erector spinae muscle) **그리고 광배근**(latissimus dorsi muscle)**이라고 하는 총 4개의 근육입니다. 치료 타깃 역시 이들 근육이 되**는 것입니다[그림 2-4].

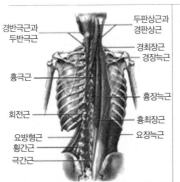

경반극근과
두반극근

두판상근과
경판상근

경최장근
경장늑근

흉극근

흉장늑근

회전근

흉최장근

요방형근
횡간근
극간근

요장늑근

• 근육명 : 척추기립근
• 기시부 : 두개골과 경추
• 정지부 : 척추의 극돌기와 횡돌기, 골반
• 주작용 : 척추신전

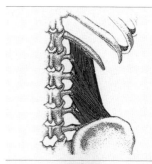	• 근육명 : 요방형근 • 기시부 : 골반의 장골능 • 정지부 :요추횡돌기와 12번 늑골 • 작용 : 1) 골반의 거상, 2) 단독 작용 시 측만, 3) 양쪽 작용 시 척추신전
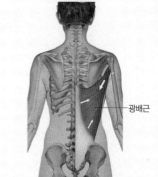 광배근	• 근육명 : 광배근 • 기시부 : 결절간구(대결절과 소결절사이) • 정지부 : 흉추7번~요추5번 극돌기와 장골능, 천골 • 작용 : 1) 척추신전, 2) 어깨신전
장요근 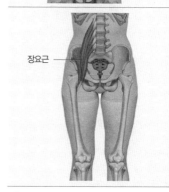	• 근육명 : 장요근 • 기시부 : 요추1~5번 횡돌기 • 정지부 : 대퇴골의 소전자 • 작용 : 1) 고관절 굴곡과 외회전, 2) 골반의 전방경사와 요추전만

[그림 2-4] 요추전만을 유발하는 근육군들

물론 골반이 전방경사되면 요추는 자동으로 전만이 되고, 흉추는 후만이 되며, 경추는 전만이 되는 것은 자연스러운 현상입니다. 따라서 이들 네 개의 근육은 골반의 전방경사와 더불어 요추를 전만시키는 데 작용하는 근육입니다[그림 2-5].

이야기를 시작하기 전에 한 가지 선언적으로 말씀드리고 싶은 것이 있습니다.

"모든 요통은 골반의 전방경사와 요추의 전만 때문이다!"

모든 요통의 출발점은 바로 이것입니다. 비특이성 요통, 추간판탈출증, 척추관협착증, 척추전방전위증 모두 이 하나의 진실에서 출발하며, 이 진실에서 벗어나지 않습니다. 흔들리지 않는 진실이니, 이제부터 요통을 이야기할 때 위의 선언적인 문구를 머릿속에 기억하시고, 절대로 잊어버리시면 안 됩니다.

이제 그 어떤 치료를 하더라도 골반의 전방경사와 요추전만을 유발하는 4개의 근육을 푸는 데 도움이 되느냐 도움이 되지 않느냐를 생각해 보시고, 내가 받고 있는 치료가 효과적일지, 효과가 미미할지 혹은 효과가 전혀 없을지 판단하는 근거로 삼으시기 바랍니다.

골반을 전방경사시키고, 요추를 전만시키는 4개의 핵심 근육이 굳으면 나타나는 요통이 비특이성 요통입니다. 이 근육들이 풀리지 않는다면 비특이성 요통 환자는 방사선상에 디스크의 퇴행이나 탈출 혹은 척추 간격의 협소나 퇴행 혹은 골극(spur) 등이 나타날 것이며, 그때 의사는 퇴행성척추증, 추간판탈출증, 척추관협착증과 같은 진단을 내리게 될 것입니다.

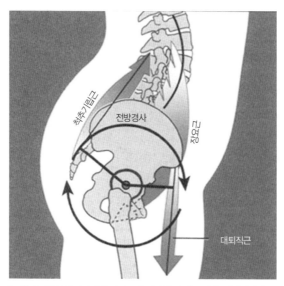

척추기립근

전방경사

장요근

대퇴직근

[그림 2-5] 장요근과 척추기립근의 경직에 의해 골반은 전방경사되고, 요추는 전만되는 모습. 이 두 근육 외에 후면에서 볼 수 있는 요방형근과 광배근 역시 골반의 전방경사와 요추전만에 관여하는 근육들이다.

하지만, 이런 진단은 치료가 이미 늦었다는 방증입니다. 비특이성 요통을 유발했던 4개의 근육만 제대로, 그리고 제때 풀어 줬다면 척추나 디스크의 구조적인 변화는 발견되지 않았을 것이고, 수백에서 수천만 원이 드는 수술비용을 들이지 않아도 되었을 테니까요.

제일 첫 장에서 언급했듯이, 요통의 원인을 '노화'라고 하지 말라고 말씀드렸습니다. 요통의 원인은 노화가 절대 아닙니다. 나이든 것도 서러운데, 자꾸 요통의 원인을 늙어서 그렇다, 많이 써서 그렇다고 의사선생님이 말씀을 하니 '치료가 안 되는구나.'라고 생각하게 되는 것입니다.

　나이가 젊어도 4개의 근육이 굳어 있다면 요통이 생기고, 연세 드신 분이라도 근육이 굳어 있지 않다면 요통이 생기지 않습니다. 병원에 오지 않습니다. 허리가 아파서 본원에 오는 사람의 주축은 40~50대라고 이미 말씀드렸습니다. 노화가 원인이 아닙니다. 칠십이 넘은 노인이라도 병원에 오시는 분들의 공통된 특징은 온몸의 근육들이 단단하게 굳어 있다는 점입니다.

　칠십 넘은 노인이 무슨 힘이 있다고 근육이 단단하냐고 반문하시겠지만, 근육이 굳어 있으니깐 힘을 쓰지 못하는 것일 뿐, 근육을 풀어 주면 통증도 사라지고 무릎과 척추에도 힘이 생기는 것을 저는 확실히 보고 있습니다. 근육이 힘을 발휘하는 원리에 대해서는 '근력이 감소하는 이유'에서 설명을 드리겠습니다.

　마지막으로 한마디만 더 말씀드리겠습니다. 긴장성 두통(tension-type Headache)도 마찬가지입니다. 대체 뭐가 긴장을 하기에 두통이 생기는지 현대의학은 정확하게 그 원인을 모르고 있다는 사실입니다.

　이 또한 근육인데, 목과 두개골을 연결하는 근육들이 굳어지면서 뇌의 혈류를 방해하거나 혹은 목덜미 근육들이 두피를 당기기 때문에 생기는 것이 두통입니다. 치료는 두통이 생기는 머리가 아니라, 뇌혈류를 방해하고 두피를 당기는 목덜미근육을 풀어 주면 쉽게 해결되는 것이 두통입니다[그림 2-6].

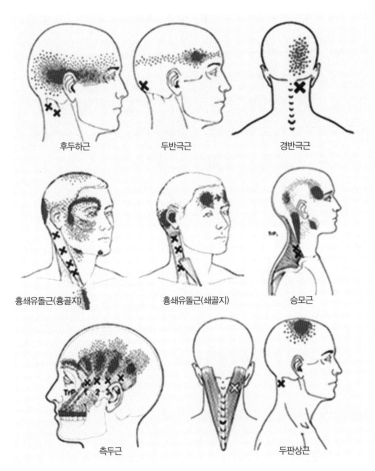

후두하근　　　　　두반극근　　　　　경반극근

흉쇄유돌근(흉골지)　　흉쇄유돌근(쇄골지)　　승모근

측두근　　　　　　　　　　　　두판상근

[그림 2-6] 두통을 유발하는 근육군들.

　　언젠가 TV 프로그램 〈생로병사의 비밀〉을 보던 중 여자 가수
가 극심한 두통으로 약을 달고 다니는 모습을 봤습니다. 제가 해
당 방송국 게시판에 본인의 신상과 연락처를 남기고 여자 가수에
게 전해 달라고 했지만 성사되지 못했습니다. 저에게는 두통이 그

리 어려운 질환이 아님에도 불구하고, 현대의학은 여전히 약물에 의존한 치료를 하고 있으니 사람이 죽을 판입니다.

　다음 장에서는 비특이성 요통을 유발하는 근육들의 주요 증상에 대해 말씀드리겠습니다. 다음 장을 읽어 보시면 내가 어떤 근육에 문제가 있어서 허리가 아픈지를 대충 이해할 수 있을 것입니다. 그리고 그 근육을 풀어 주는 운동을 병행하면 됩니다.

　혼자서 해결이 어렵다면 도수치료를 잘하는 물리치료사 선생님의 도움을 받는 것이 좋습니다. 비특이성 요통이 해결되지 않으면 추간판탈출증이나 척추관협착증으로 진행되니, 호미로 막을 일을 가래로 막아도 해결되지 않는 누를 범하지 않기를 바랍니다.

　마무리하겠습니다. 3일에서 일주일이면 해결되는 삐끗한 염좌가 해결되지 않으면 6주 이상 지속되는 비특이성 요통으로 진행되고, 비특이성 요통이 해결되지 않으면 젊은 사람은 추간판탈출증이 되며, 중년 이후는 협착증으로 진행됩니다. 이 말은 진실이며, 다음 장에서 계속 설명을 드리겠습니다.

　외상에 의한 요통이 아닌 이상 진행 과정에서 나타나는 질환일 뿐입니다. 그 이유는 급성요통인 염좌와 만성요통인 비특이성 요통 그리고 젊은 층에서 주로 호발하는 추간판탈출증과 중년 이후 혹은 노년층에서 호발하는 척추관협착증은 각각 다른 균이나 바이러스가 침투해서 생긴 각기 다른 질환이 아니라, 골반을 전방경사시키고 요추를 전만시키는 4개의 근육이 굳으면서 시작된 것이기 때문입니다.

해당 근육이 풀리지 않으면서 계속 굳어진 결과 척추를 압박하게 되고, 그 압박력을 견디지 못한 수핵이 섬유륜을 찢고 튀어나온 것이 추간판탈출증이며, 중년 이후에는 협착증으로 진행되는 것이라는 것을 먼저 말씀드립니다. 기억하고 계십시오.

비특이성 요통을 유발하는
근육들과 주요 증상들

[표 3-1] 비특이성 요통을 유발하는 근육과 주요 증상들

근육명	주요 증상
장요근	• 아침 기상 후 바로 허리가 잘 펴지지 않는다. • 장시간 앉았다고 일어설 때 허리가 잘 안 펴진다. • 허리 양쪽 혹은 엉치나 골반, 심할 경우 꼬리뼈가 아프다. • 이유 없이 장단지가 우리하게 아프거나 저리기도 한다. • 아랫배가 아파서 자궁이나 대장에 문제가 있는지 의심된다. • 앉았다가 일어날 때 사타구니 앞쪽에 통증이 있거나 걸어가면 골반 앞쪽이 아파서 다리를 절뚝거리고, 주먹으로 툭툭 친다. • 허리 깊숙한 곳에 통증이 느껴진다. • 아픈 지점을 만져 보라고 하면 딱히 정확한 지점을 찾지 못한다. • 바로 누우면 허리가 붕 떠 있는 느낌이 들고 허리가 우리하게 아프다. • 장시간 앉아 있는 경우가 많다. • 심하면 허리가 구부정해진다.
요방형근	• 한쪽 허리가 많이 아프다 • 뒤에서 보면 허리가 한쪽으로 휘어져 있다. • 허리가 아파서 옆구리를 손으로 잡고 다닌다. • 옆구리보다는 엉치나 골반에 통증이 느껴지기도 한다. • 장시간 앉아 있으면 허리가 우리하게 아프다.

척추기립근	• 허리를 숙일 수가 없다. • 손끝이 바닥에 닿지 않는다. • 물건을 들다가 혹은 자리에서 일어나면서 허리가 찡긋하면서 삔 적이 있다. • 심하면 고개를 숙이는 것조차 힘들다.
광배근	• 허리가 잘 숙여지지 않는다. • 팔을 위로 들어 올리면 견갑골과 허리가 아프다. • 호흡을 하면 등 쪽이 결려서 숨을 잘 쉴 수가 없다.

[표 3-1]은 비특이성 요통을 유발하는 대표적인 4개의 근육이 손상되었을 때 환자가 호소하는 증상을 정리한 것입니다. 물론 필자의 임상경험에 따른 것이기 때문에 100% 정확한 것은 아니며, 서로 증상이 중복되어 나타나기도 합니다.

사실, 한 근육만의 문제로 비특이성 요통을 호소하는 경우도 있지만, 요통이 있는 환자들은 위 4개의 근육이 공통적으로 굳어 있는 특징이 있습니다. 뇌는 가장 강한 통증 하나만을 인식하기 때문에 환자는 단일 근육의 증상을 호소하더라도 치료해 보면 거의 대부분은 위 4개의 근육이 모두 굳어 있는 것을 확인할 수 있습니다. 이외에도 비특이성 요통의 특징은 다음과 같습니다.

1. 특별한 이유 없이 시작된다. 뜨끔하면서 삐었던 경험이 있는 사람도 있고, 그런 경험 없이 서서히 시작되는 경우도 있다.

2. 방사선상에 특이점이 발견되지 않는데도 4~6주 이상 통증이 있다. 컨디션이 좋을 때는 통증이 없다가 컨디션이 좋지 않을 때

는 통증이 생기는 현상이 반복된다.

3. 다리가 저리는 증상은 없다. 가끔씩 다리가 약간 저리다가 회복되기를 반복하기도 한다.

4. 허리 움직임은 정상이지만, 항상 허리가 뻐근하거나 우리한 통증이 있다.

5. 아침에 특히 많이 뻐근하다.

6. 엑스레이상에 골반이 틀어지고, 일자목이 보인다.

증상의 개선과 악화가 반복되거나, 아침에 더 뻐근한 통증이 있다거나, 위에서 언급한 모든 증상은 하나같이 근육이 원인임을 말해 주고 있는 것들입니다. 근육이 굳어서 통증이 생기는 환자는 스스로 보호하는 반응을 하게 되고, 통증을 회피하는 자세를 취하거나 움직이게 됩니다. 그 과정을 통해 굳어 있던 근육이 조금 풀리면 증상이 개선되고, 다시 정적인 자세를 장시간 취하는 직업적인 특성으로 인해 허리근육이 뭉치면 다시 재발하는 것이 반복되는 것입니다.

추간판탈출증

앞장에서, 골반을 전방경사시키고 요추를 전만시키는 척추기립 근, 요방형근, 광배근 그리고 장요근이라고 하는 4개의 핵심 근육 이 풀리지 않아 6주 이상 지속되는 요통을 비특이성 요통이라 한 다고 말씀드렸습니다. 그리고 이들 네 개의 근육이 계속 경직되면 요추를 압박하게 되고, 그 압력을 받은 수핵이 섬유륜을 찢고 나 오는 것이 추간판탈출증이라고 말씀드렸습니다. 이제 왜 4개의 근 육이 굳으면 척추내압을 증가시키는지 말씀드리고자 합니다.

"요추만곡이 과도해질수록 척추내압은 증가한다."

위의 문구 또한 선언적인 의미가 있으니 꼭 기억하시기 바랍니다.

비특이성 요통과는 달리 추간판탈출증은 의사의 진단이 나오기 전에 이미 환자 스스로 심각한 문제가 생겼음을 알 수 있습니다. '비특이성 요통'과 '추간판탈출증'의 주요 증상 중 가장 핵심적인 차이점은 엉치나 다리 쪽으로 저린 감이나 찌릿찌릿 전기가 통하는 듯한 통증(tingling pain) 혹은 허리를 숙이거나 누워서 자세를 바꿀 때 엉치나 다리 쪽으로 깜짝 놀랄 정도의 예리한 통증(sharp pain)이 나타난다는 점입니다.

걸어 다니면 감각이 무뎌지는 듯한 느낌(numbness)이 있기도 하고, 심한 경우에는 허벅지와 장딴지 근육이 바짝 마르듯이 굵기가 감소하기 합니다. 이러한 통증 양상을 '방사통(radiating pain)'이라고 합니다. 방사통이란 신경이 눌렸을 때 해당 신경이 연결된 경로를 따라 통증이 방사되는 것을 말합니다.

다른 말로 표현하면 방사통이 있다는 것은 다리로 연결되어 있는 신경이 어딘가에서 눌렸다는 사인입니다. 가장 많이 눌리는 곳은 요추이며, 그다음이 엉덩이입니다. 허리에서 눌린 것을 '추간판탈출증'이라고 하며, 엉덩이에서 눌린 질환을 '이상근증후군(piriformis syndrome)' 혹은 '좌골신경통(sciatica)'이라고 합니다.

요추와 천골에서 빠져나온 5개의 신경(요추 4번과 5번, 천골 1~3번 신경)이 만나서 하나의 띠를 이루는데, 이 신경을 '좌골신경(sciatic nerve)'이라 합니다. 이 신경이 골반을 지날 때 이상근이라는 근육에 의해 눌리는 질환을 '이상근증후군'이라 합니다. [그림 4-1]을 보시면 쉽게 이해될 것입니다. 이상근을 스트레칭 하는 법은 [그림 4-2]를 참고하시면 됩니다.

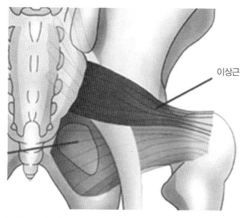

이상근

[그림 4-1] 이상근증후군 환자의 모습. 좌골신경이 이상근 아래에서 눌린 모습.

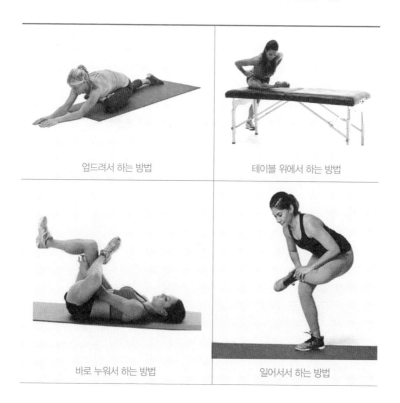

엎드려서 하는 방법

테이블 위에서 하는 방법

바로 누워서 하는 방법

일어서서 하는 방법

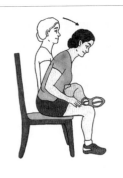
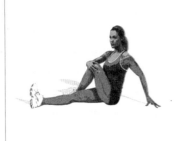

의자에 앉아서 하는 방법 | 바닥에 앉아서 하는 방법

[그림 4-2] 이상근 자가 스트레칭. 굴곡한 고관절 뒤쪽 깊은 곳에서 근육이 늘어나면서 당겨지는 통증이 느껴질 때, 당기는 것을 멈춘 후 약 5초~10초간 유지 후 이완하는 동작을 반복하면 된다.

신경압박에 의한 다리 저림 현상이 아니라 근육이 경직되어도 다리 쪽으로 통증이 내려오기도 하는데요, 이런 경우는 방사통이라고 하지 않고 '연관통(referred pain)'이라고 합니다. 물론 연관통의 정확한 의미는 뇌가 오판을 내리는 것이긴 하지만, 근육통에 의한 근막통증증후군(myofascial pain syndrome)에 의해서도 다리 쪽으로 통증이 전달되는 경우가 있습니다. 방사통과 연관통은 확연한 차이가 있습니다[표 4-1].

[표 4-1] 방사통과 연관통의 차이점

	방사통	연관통
원인	신경	근육
증상	허리를 숙이면 악화됨	허리 움직임은 정상
치료타깃	허리근육	다리근육

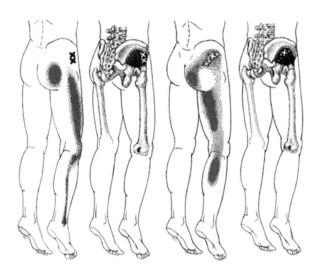

[그림 4-3] 근막통증증후군에 의한 다리 쪽 연관통을 유발하는 근육들. 중둔근과 소둔근과 같이 엉덩근육이 경직되면 다리 외측을 따라 통증이 전이되는 경향이 있으며, 심할 경우 바깥 복사뼈까지 전이되기도 한다. 이외에 대퇴근막장근의 경직에 의해 대퇴외측부에 저린 감각이 생기기도 한다.

신경압박에 의한 방사통으로 다리가 저리다면 치료 타깃은 허리가 되며, 골반과 다리근육의 경직에 의해 나타나는 연관통이라면 치료 타깃은 골반과 다리근육이 됩니다. 이 두 가지를 이해하지 못하면 환자가 아프다고 하는 다리를 치료할 경우 신경압박에 의해 발생한 방사통은 사라지지 않을 것입니다.

환자가 호소하는 증상이 방사통인지, 연관통인지 혹은 다리 자체의 원인인지는 환자가 표현하는 것을 들어 보면 알 수 있습니다. 방사통에 의한 다리 통증은 '저리다'라고 반드시 표현합니다. 반대로 근육통에 의한 연관통은 '쥐가 난다'라고 표현합니다. 이 두 표현의 차이를 통해 허리를 치료할지, 아니면 다리를 치료할지를 판단할 수 있습니다.

추간판탈출이 가장 호발하는 부위는 요추 4번과 5번 사이에 있는 추간판이며, 그다음이 요추 5번과 천추 1번, 마지막으로 요추 3번과 4번 사이에 있는 추간판입니다. 추간판탈출은 부위별로 나타나는 증상이 다릅니다. 자세한 것은 [표 4-2]를 참고하십시오.

[표 4-2] 손상된 요천추 신경별 증상의 차이

	요추 4번 신경	요추 5번 신경	천추 1번 신경
지배근육	전경골근 (tibialis anterior)	장모지신근 (Extensor hallux longus)	장·단비골근 Peroneus longus/brevis
증상	발목내반력 감소	엄지 신전력 감소	발목외반력 감소
반사	슬개건반사 감소	없음	아킬레스건 반사 감소
감각 저하	발의 안쪽면	발등 중간	발의 외측면
신경학적 수준	L4 신경학적레벨	L5 신경학적레벨	S1 신경학적레벨

이외에도 추간판이 탈출하면 임상적으로도 확인이 가능합니다.

1) 한쪽 다리 올리기 검사(one-leg raising test) 양성
2) 슬럼프 테스트(Slump test) 양성

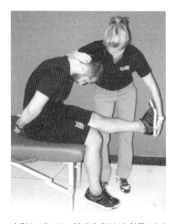

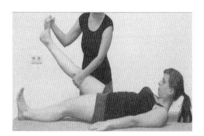

슬럼프 테스트. 의자에 앉아서 한쪽 다리를 편 채 고개를 숙이면 다리 쪽으로 방사통이 생긴다.

한쪽 다리 들기 검사. 환자 스스로 한쪽 다리를 들어 올리면 엉덩이와 다리 쪽으로 방사통이 생긴다. 치료사의 검진에 의해 엄지발가락을 신전시키는 힘이 떨어진다.

[그림 4-4] 추간판탈출증 환자들의 임상 증상 감별법

   이제 본격적으로 추간판이 탈출하는 이유에 대해 설명을 드리겠습니다. [그림 4-5]는 위에서 내려다본 모습인데요, 추간판은 척추와 척추 사이에 강력하게 붙어 있습니다. 갈비탕을 생각해 보시면 됩니다. 척추뼈에 둥그렇게 달라붙어 있는 것이 추간판입니다. 10시간 이상을 푹 고와서 만든 갈비탕인데도 이빨로 강하게 물어 뜯어도 잘 떨어지지 않는 것이 추간판입니다.

   우리가 알아듣기 쉬우라고 디스크(disc)라고 말하지만, 정확한 명칭은 척추와 척추 사이에 들어 있는 판이라는 의미인 '추간판(intervertebral disc)'이 정확한 표현입니다. 추간판은 안쪽에 물 성분인 수핵(nucleus pulposus)과 바깥에 교원질 조직인 섬유륜(annulus fibrosus)으로 이루어져 있습니다. 골반을 전방경사시키고, 요추를 전만시키는 네 개의 근육이 굳으면 척추내압을 증가시키게 되고, 증가된 내압이 추간판을 밀어낸다고 하였습니다. 하지만 실제로는 물 성분인 수핵이 섬유륜을 찢고 나오는 것입니다.

> "수핵이 섬유륜을 타고 넘는 것이 아니라,
> 찢고 나오는 것이 추간판탈출증입니다."

이 점을 꼭 명심하시기 바랍니다. 척추와 섬유륜은 강한 힘에 의해 달라붙어 있기 때문에 수핵이 타고 넘을 수가 없으며, 반드시 바깥에 있는 섬유륜을 찢고 나오게 됩니다. 수핵이 빠져나오면 바로 그곳에 척수에서 빠져나온 척추신경이 지나가고 있기 때문에 해당 신경을 누르게 되고, 신경을 따라 통증이 아래쪽으로 전이되는 방사통이 생기는 것입니다.

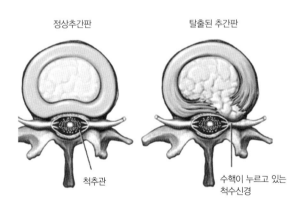

[그림 4-5] 추간판탈출증. 수핵이 섬유륜을 찢고 나오는 것이 추간판탈출증이다.

여기까지가 추간판이 탈출하는 이유입니다. 추간판이 탈출하는 이유는 자세, 잘못된 습관, 운동 부족, 유전, 교육 수준, 비만, 임신, 습관적인 힐 착용, 흡연, 다리를 자주 꼬는 습관, 장시간 운전하는 직업 그리고 가장 결정적인 '노화'(그놈의 '노화' 지겹습니다) 등 수도 없이 많이 열거되어 있지만, 그 어느 것도 결정적인 이유가 되지 않습니다. 그 이유는 다음과 같습니다.

자연과학은 '원인과 결과' 즉, 인과론입니다. 원인을 제거하면 결과는 반드시 수정되어야 합니다. 흡연이 원인이라면 담배를 끊으면 나아야 하며, 신발굽이 원인이라면 낮은 신발을 신으면 나아야 할 것이며, 다리 꼬는 습관이 원인이라면 자세를 바로잡으면 나아야 합니다. 잘못된 자세가 원인이라면 항상 똑바른 자세로 앉아서 수련하시는 분이나 스님들은 아프지 않아야 합니다.

그렇지 않은가요? 제가 너무 극단적인가요? 아뇨, 전 그렇게 생각하지 않습니다. 저의 주장은 한결같습니다. 근육이 굳기 때문에 아픈 것이다. 따라서 뭉친 근육을 풀어 주면 낫는다는 것은 저의 한결같은 주장입니다.

좀 더 디테일하게, 좀 더 과학적으로 설명을 드리면, 골반을 전방경사시키고, 요추를 전만시키는 네 개의 근육이 굳기 때문에 척추내압을 증가시키고, 증가된 내압에 의해 수핵이 밀려 나가면서 섬유륜을 찢고 탈출을 한 것이 추간판탈출증입니다.

따라서 치료는 앞서 언급한 단단하게 굳어 버린 4개의 근육을 풀어 나가면 근육이 풀리는 만큼 척추내압은 감소할 것이며, 척추내압이 감소한 만큼 밀려 나갔던 수핵은 제 위치로 돌아가며, 찢어져서 손상당한 섬유륜은 항상성기전(homeostasis)에 의해 스스로 치유 과정을 시작하게 되는 것입니다.

적어도 제가 임상가로서 환자를 치료하고 있는 입장에서 한 말씀만 더 드리겠습니다. '의학(medicine)'이라고 하는 것은 과학적인 근거에 기반하여 임상에서 환자에게 적용하는 치료(evidence-based medicine and/or practice)입니다. 나의 치료가 과학이라면 전제조건이 두 가지 있습니다.

첫째는 신뢰도(reliability)입니다. 100명의 동일한 환자를 치료했을 때 그 결과는 95% 이상 똑같아야 하는 것입니다. 이런 저의 말이 어떻게 들릴지 모르겠지만, 치료가 무엇인가에 대한 기준을 세우지 않으면 굿을 해도 낫고, 염불을 외워도 낫고, 산에서 약초를 캐 먹어도 낫고, 몽둥이로 몸을 때려도 낫고, 하나님께 부처님께 알라신께 기도를 해도 낫고…. 대체 안 낫는 게 뭐가 있겠습니까?

그런데 과연 그런 것들이 치료인가요? 아니면, 치료가 아닌가요? 아니라면 그 근거는 무엇이죠? 그런 것들이 치료가 아닌 것은 바로 95% 이상 동일한 결과가 나타나지 않기 때문입니다. 그렇기 때문에 우리는 미신이라고 하고, 불법의료행위라고 해서 법적으로 단속하는 것입니다. 하지만, 합법적인 병원이라는 공간에서 합법적인 면허증을 받고 합법적으로 환자를 치료하는 의사와 우리 물리치료사들은 이 기준에서 자유로울 수 있는가 말입니다. 환자가 아파하는 이유도 모른 채 약을 처방하고, 물리치료를 하고, 운동시키고 있는 것이 우리들의 모습은 아닌지, 이것이 현대의학의 현주소는 아닌지 묻고자 합니다.

두 번째는 재현성(reproducibility)입니다. 나의 치료는 제3자에 의해 반드시 재현되어야 합니다. 실험 연구에서 프로토콜(protocol)은 매우 중요합니다. 우리는 '비방'이라는 미명하에 자신의 치료를 숨기고 있고, 왜 그런 치료를 하는지 설명도 하지 못하는 치료를 하고 있는 것이 현재 우리들의 모습이며 현대의학의 현주소입니다.

적어도 치료를 하는 선생님 스스로 자신을 속이고 있을지도 모릅니다. 아니면, '이렇게 하면 낫는다'는 자기최면에 걸려 스스로에게 속아 버린 것입니다. 모든 질환은 근육에서 출발하며, 치료는 근육으로 가야 한다는 것을 설명을 통해 증명해 보일 수 있도록 하겠습니다.

글을 마무리하면서 한 말씀만 더 드리겠습니다. 제가 말을 너무 쉽게 하는 것 같아서 드리는 말씀인데요, 골반을 전방경사시키고, 요추를 전만시키는 4개의 근육이 대체 얼마나 굳어야 물 성분인 수핵을 밀어서 섬유륜을 찢고 나오게 할 수 있을까 생각해 보시면 가히 상상이 힘들 것입니다.

저 역시 그렇습니다. 대체 근육이 얼마나 굳었기에 물 성분인 수핵이 섬유륜을 찢을 정도일까 말입니다. 그래서 말이 쉽지, 굳어 있는 4개의 근육을 풀어낸다는 것이 생각만큼 쉽지가 않은 것입니다. 그래도 굳어 있는 근육을 푸는 것을 포기하지 말아야 할 이유는 바로, 굳어 있는 4개의 근육이 풀리지 않는 한 탈출된 추간판은 원래의 자리로 복귀하지 않기 때문입니다.

다른 방법이 있으면 저 또한 그 방법을 찾아서 배우고 환자 치료에 이용하겠지만, 아직까지는 손으로 푸는 것보다 더 나은 방법을 찾지 못했습니다. 현재 시판되고 있고 많은 물리치료사들이 사용하고 있는 고가의 운동장비나 도구들도 많이 봤지만, 아직까지도 저는 손으로 치료를 하고 있습니다. 더러 환자분들이나 저에게 교육을 받는 물리치료사들에게 하는 말입니다.

"장비가 그렇게 우수하다면 제 방에 최신 장비가 있어야 당연하지 않겠습니까? 보시다시피 전 아무것도 없습니다. 오직 손으로만 합니다. 손보다 치료 효과가 더 빠르고 우수한 장비가 있다면 당연히 구매했을 겁니다. 도구나 장비로는 굳어 있는 근육이 안 풀립니다. 시간 낭비일 뿐입니다."

추간판은 어디로 탈출하는가?

허리를 숙인다고 디스크가 후방탈출을 하지 않습니다. 앞장에서 척추신전근 3개와 요추를 전방경사시키는 장요근이 굳으면 척추 내부에 압박력을 증가시키고, 증가된 압력은 밖으로 나오면서 디스크를 밀어낸다고 말씀드렸습니다. 기억나시나요?

이때 디스크가 나오는 곳은 척추의 후외측에 구멍이 뚫려 있는 추간공(intervertebral foramen)이라는 공간으로 빠져나오게 됩니다. 그런데 그 구멍은 척수의 경막(dura mater)에서 빠져나와 다리로 연결되는 신경인 척추신경(spinal nerve)이 빠져나오는 공간입니다.

이 공간으로 디스크가 나오면서 다리신경을 누르게 되고, 그 결과 환자는 허리를 숙이면 디스크의 후방탈출에 의해 다리가 저리거나 혹은 심할 경우 번개가 치는 듯한 통증이 골반과 허벅지로 전달됩니다. 이러한 이유로 허리를 숙이는 동작을 자주 하면 안 된다고 합니다. 허리를 숙이면 디스크가 후외측에 있는 추간공으로 탈출되기 때문이라는 것이 그 이유인데요, 이는 잘못 알려진 의학입니다.

척추 내부의 압력이 증가하지 않는 상태에서는 그 어떤 동작을 하더라도 디스크는 튀어나오지 않습니다. 오히려 디스크 본연의 임무인 충격을 완충시키는 작용을 합니다. 우리가 걷거나 달릴 때 척추에는 압박성 부하가 가해지는데, 이 부하를 줄여 주는 쿠션 역할을 하는 것이 추간판입니다.

추가적으로 척추를 교정하면 소리가 나는 소관절면('후관절'이라고 도 하며, 영어로는 'facet joint'라고 한다) 역시 디스크와 함께 척추의 압박 성 부하에 대해 충격완충제(shock absorber)로서 작용합니다.

척추 내부의 압력이 증가하는 이유에 대해 다시 한 번 말씀드리 겠습니다. 잊어버리시면 안 됩니다.

"척추 내부의 압력이 증가하는 이유는 골반이 전방경사되고 요추 가 전만되기 때문입니다. 골반을 전방경사시키고 요추를 전만시 키는 것은 척추신전근인 세 개의 근육과 골반을 전방경사시키는 장요근의 단축 때문입니다."

따라서 이들 네 개의 근육이 굳어 있지 않은 사람은 점프를 해도 상관없고, 달리기를 해도 상관이 없으며, 김연아 선수처럼 빙판에 서 트리플악셀을 시도해도 척추에 가해지는 충격은 없다는 사실입 니다. 허리를 숙이면 디스크가 탈출된다는 말은 앞서 언급한 4개 의 근육이 굳어 있는 환자에게 해당되는 사항일 뿐입니다.

만약, 요통 환자가 허리 숙이는 스트레칭을 하지 않으면 척추근육은 계속 경직될 것이고, 언젠가는 디스크가 밀려 나오게 될 것입니다. 척추근육이 굳으면 굳을수록 척추 내부의 압력이 증가되기 때문이죠. 이 때문에 설령 허리가 아픈 환자라고 해도 허리 숙이는 스트레칭을 자주 해서 근육을 풀어 주는 습관이 중요하다는 것을 말씀드리고 싶습니다.

허리를 숙이면 디스크가 뒤로 밀려 나가기 때문에 추간판탈출이 더 증가되니, 반대로 허리를 뒤로 젖히는 동작을 자주 하는 것이 좋다고 알려져 있는데요, 이 또한 잘못된 의학입니다. 허리 신전운동의 대표격인 멕켄지 운동(Mckenzi exercise)에 대해 말씀드리겠습니다. 즉, 척추신전운동(trunk extension exercise)이라고 이해하시면 됩니다.

'허리를 숙이면 디스크가 뒤로 탈출되기 때문에, 그 반대 동작인 허리를 뒤로 젖히면 디스크가 탈출되지 않을 것이다 혹은 '탈출된 디스크가 정복될 것이다'라는 주장인데요, 정말 일차원적인 사고가 아닐 수 없습니다.

앞서 필자가 언급했듯이 골반을 전방경사시키고, 요추를 전만시키는 4개의 근육이 굳어 있지 않은 사람은 김연아 선수처럼 트리플악셀을 시도해도 아무런 문제가 생기지 않습니다. 오히려 디스크는 충격을 완충시키는 역할을 하게 됩니다. 따라서 정상인은 평소에 하는 대로, 아니 인간이 할 수 있는 모든 동작을 하셔도 됩니다.

여기서 한마디만 더 하겠습니다. 멕켄지 운동이라는 것에 관한 것인데요, 멕켄지는 척추기립근 근력강화운동을 하라는 말은 단 한마디도 하지 않았습니다. 그분이 집필한 책 한 권을 통틀어 눈을 씻고 찾아봐도 근력강화, 즉 영어로 'strengthening' 혹은 'strengthening exercise'라는 단어는 보이지 않습니다.

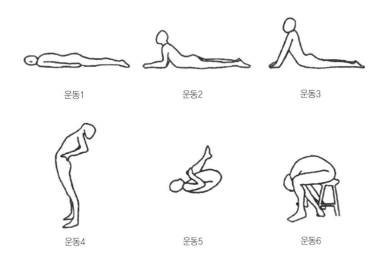

운동1   운동2   운동3

운동4   운동5   운동6

[그림 5-1] 멕켄지 운동법에 대한 필자의 해석
운동 1. 편안히 엎드려 누워서 장요근과 척추근육을 풀고
운동 2. 팔꿈치를 대고 배에 힘을 축 뺀 채로 상체를 들어 올리면서 장요근을 풀고
운동 3. 손바닥으로 대고 배에 힘을 축 뺀 채로 상체를 들어 올리면서 더 강하게 장요근을 풀고
운동 4. 상체를 뒤로 젖혀서 장요근을 풀고
운동 5. 바로 누워서 척추기립근을 풀고
운동 6. 의자에 앉아 허리를 최대한 숙여서 척추기립근을 최대한 푼다.
**#필자의 해석은 이렇다. 물론 멕켄지는 척추의 움직임에 포커스를 두고 설명을 하셨다. 하지만,
단 한마디도 근력강화운동은 언급하지 않으셨다.**

멕켄지의 이러한 의도와는 달리 현재 대한민국에서는 의사나 물리치료사 그리고 운동전문가들 모두 허리근육이 약해서 요통이 생기고, 허리 근육이 약해서 밀려 나오는 디스크를 것을 막아 주지 못하기 때문에 허리근육을 강화해야 한다고 말합니다. 쉽게 말해서 타이어를 생각하시면 됩니다.

타이어는 척추기립근이며, 그 안에 있는 튜브는 디스크라는 말도 안 되는, 아니 인간의 상상 속에서 가능한 추론을 확정적인 것처럼 비유를 합니다. 바깥에 있는 타이어가 마모되면 튜브가 밖으로 나오듯이, 척추 바깥에 있는 척추기립근이 강하지 못하면 추간판이라고 하는 디스크가 밀려 나온다는 것입니다. 그래서 타이어에 해당하는 척추기립근을 강화시키는 운동을 해야 한다고 말합니다. 실제로 환자들에게 처방을 하고 있고, 운동을 시키고 있습니다.

이 책을 읽으시는 독자분들께서는 부디 현명하게 처신하기를 당부드립니다. 척추기립근이 강하면 강할수록 요추를 전만시키기 때문에 척추내압을 증가시키게 되고, 디스크탈출은 더 심해지는 것입니다. 그리고 더 중요한 것은, 위와 같은 주장을 하는 사람은 척추기립근이 어디에 붙어 있는지 해부학적인 지식이 전무한 사람이며, 전문가라고 할 수는 없을 것입니다.

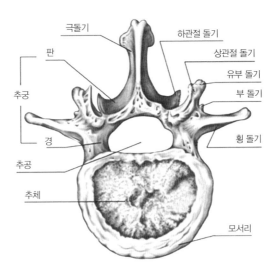

극돌기
하관절 돌기
판
상관절 돌기
추궁
유부 돌기
부 돌기
경
횡 돌기
추공
추체
모서리

[그림 5-2] 척추의 모습. 척추는 추체(vertebral body)와 궁(vertebral arch)으로 구성되며, 추체와 궁 사이에 추공(vertebral foramen)이 있다. 24개의 척추가 연결되어 관을 형성한 것이 척추관(spinal canal)이며, 이곳에 두개골에서 시작되어 요추 2번까지 연결되는 척수(spinal cord)가 들어가 있다. 추간판은 추체위에 얹혀 있으며, 위와 아래척추 사이에 위치한다. 척추의 만곡이 정상일 때는 척추에 가해지는 압력을 완충시키는 역할을 하지만, 비정상적인 압박력이 생기면 추간판은 전종인대와 후종인대 사이 공간인 후외측(poterolateral)으로 빠져나간다. 그곳은 바로 위척추의 하관절면(inferior articular surface)과 아래척추의 위관절면(superior articular surface)이 만나 이루는 추간공(intervertebral foramen)과 만나는 지점이다. 이 공간은 척수의 경막(dura mater)에서 빠져나오는 척추신경(spinal nerve)의 통로가 된다. 추간판이 탈출되면 이 척추신경을 압박하게 되어 다리가 저리는 방사통이 생기는 것이다.

이해를 돕기위해 척추의 구조에 대해 잠깐 설명을 드리겠습니다. [그림 5-2]에서 보시다시피, 척추(vertebra)는 추체(body)와 궁(arch)으로 구분할 수 있고, 추체와 궁을 연결하는 곳에 구멍이 뚫려 있는데, 이 공간을 '추공(vertebral foramen)'이라고 합니다. 척추뼈 하나하나의 구멍은 추공(척추의 구멍이라는 의미임)이라고 하지만, 경추 7개, 흉추 12개, 요추 5개 총 24개의 척추가 통으로 연결되어서 관을 이룬 상태를 '척추관(spinal canal)'이라고 합니다.

이 척추관 안에는 뇌에서 시작되어 요추 2번까지 연결되어 있는 척수(spinal cord)가 들어가 있습니다(척수는 요추 2번까지 연결되어 있다는 사실을 꼭 명심하시기 바랍니다. 뒤의 '척추관협착증'에서 아주 중요한 단서가 될 것입니다).

디스크는 추체와 추체 사이에 총 23개가 있습니다. 척추의 추체 뒤쪽은 후종인대(posterior longitudinal ligament)가 목부터 천골까지 연결되어 있으면서 디스크의 후방탈출을 막고 있습니다. 그리고 앞쪽으로 전종인대(anterior longitudinal ligament)가 추체의 2분의 1을 덮고 있기 때문에 제아무리 디스크가 앞쪽으로 이동한다고 해도 전방탈출(anterior herniation)은 해부학적으로 불가능한 상태입니다[그림 5-3].

물론 정후방탈출(posterior herniation)도 불가능합니다. 수핵에 가해지는 압력이 제아무리 높더라도 인대를 뚫고 나오지는 못하니까요. 게다가 추간판의 바깥 구조물인 섬유륜은 전방이 더 두껍게 만들어져 있습니다. 따라서 수핵은 전종인대와 후종인대 사이에 있는 후외측(posterolateral)을 지나 추간공(intervertebral foramen)으로 빠져나올 수밖에 없는 해부학적인 구조를 갖고 있습니다.

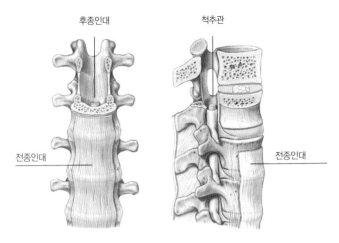

[그림 5-3] 척추뼈의 해부학. 추간판과 전종인대 그리고 척추관을 볼 수 있다.

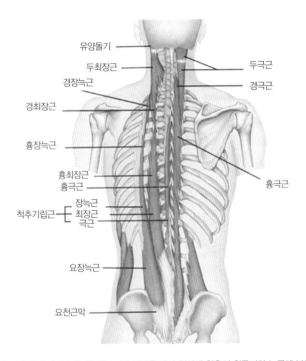

[그림 5-4] 척추기립근의 해부학. 뼈의 바깥을 따라 위아래 척추의 횡돌기와 늑골에 붙어 있다.

[그림 5-4]를 한번 보세요. 척추기립근이 어디에 붙어 있는지. 대체 척추기립근이 디스크탈출을 막을 수 있는 위치인지. 척추기립근은 극돌기(spinous process)와 횡돌기(transverse process) 사이에 있는 판(lamina)을 따라 경추부터 골반까지 연결되어 있습니다. 적어도 척추기립근이 디스크탈출을 막으려면 후종인대가 위치한 곳(추체의 뒤쪽 혹은 척추관의 앞쪽)에 있어야만 가능한데, 사진상으로는 정확하게 확인이 안 되긴 하지만, 적어도 척추바깥을 주행하고 있다는 사실입니다. 따라서 척추기립근이 제아무리 강하더라도 추간판탈출을 막을 수 있는 가능성은 요원하다는 것은 엄연한 사실입니다.

멕켄지 운동이 아무리 좋은 허리운동이라고 하더라도 문제는 많습니다. 요통을 치료하는 데 있어서, 특히 추간판탈출증을 치료하거나 예방하는 데는, 이 글을 읽는 독자분들은 서운하거나 황당할 수도 있겠지만, 사실은 그다지 도움이 되지 않습니다. 이분의 주장은 다음과 같습니다. "추간판은 뒤쪽으로 탈출이 되니깐, 척추를 신전시켜서 밀려 나간 디스크를 앞쪽으로 보내겠다."라는 것입니다.

이 얼마나 일차원적인 생각인지 아시는지요? 하기야 이분이 멕켄지 운동을 생각한 것이 1956년이니 당시에는 획기적인 운동법이었는지 모르겠지만, 60년이 지난 21세기 지금의 지식수준으로 보면 아주 수준이 낮은 발상에 지나지 않습니다.

이분이 척추신전운동법을 발견한 것은 우연한 계기였습니다. 이분이 운영하는 병원에 환자가 허리가 아파서 입원을 했습니다.

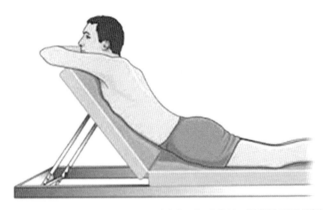

[그림 5-5] 척추신전을 하고 있는 환자의 모습. 맥켄지는 이 모습을 보고 운동법을 만들어 냈다.

그 환자와 엎드린 자세로 대화를 하다가 "바로 누워라"는 말을 깜빡 놓치고 병실을 나왔다가 환자의 잘못된 자세가 생각나서 급히 병실로 돌아갔는데, [그림 5-5]와 같은 자세로 있던 그 환자는 허리가 아프지 않다고 이야기하는 겁니다. 그게 단서가 되어서 추간판은 뒤쪽으로 탈출되기 때문에 허리신전운동을 통해 디스크를 앞쪽으로 이동시키겠다는 운동법을 고안하게 된 것입니다.

[그림 5-5]를 보면 허리를 뒤로 젖힌 모습입니다. 즉, 척추가 신전된 자세입니다. 이 자세를 취하면 디스크가 제 위치로 들어간다는 것인데, 이것이 사실이라면 필자의 견해와는 충돌됩니다. 필자는 척추를 신전시키는 자세는 요추가 전만되는 자세이며, 요추전만은 척추내압을 증가시키기 때문에 추간판이 후방탈출된다고 강조하였습니다. 이 점을 어떻게 해석해야 할까요?

답을 말씀드리기 전에 [그림 5-6]을 한번 보시죠. 허리를 숙이

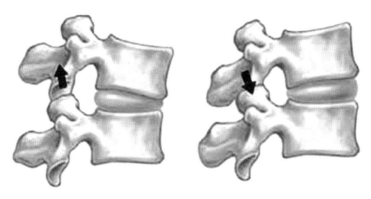

[그림 5-6] 척추굴곡과 신전 시 척추 간격의 변화. 굴곡 시(왼쪽 사진) 추체의 후방이 열리면서 디스크는 뒤쪽으로 이동하고, 반대로 신전 시(오른쪽 사진) 추체의 앞쪽이 열리면서 디스크는 앞쪽으로 이동한다.

면 척추는 뒤쪽이 열리면서 디스크는 뒤쪽으로 이동하며, 허리를 뒤로 젖히면 앞쪽이 열리면서 디스크는 앞쪽으로 이동하게 됩니다. 이 그림만 보면 그럴듯해 보입니다. 즉, 허리를 숙이면 디스크는 척추가 벌어진 뒤쪽으로 이동할 것이며, 반대로 허리를 뒤로 젖히면 디스크는 척추가 벌어진 앞쪽으로 이동할 것이라고 예상할 수 있으니까요.

하지만 이 역시 아주 일차원적인 생각입니다. 이 부분은 다시 언급하기로 하겠습니다. 이러한 일차원적인 사고로 멕켄지는 척추의 앞쪽을 벌려서 후방으로 탈출된 디스크를 앞쪽으로 보내려는 시도를 한 것입니다. 하지만, 추간판탈출증 환자는 허리를 뒤로 젖히면 젖힐수록 척추내압이 계속 증가하기 때문에 탈출된 추간판은 더 많이 탈출이 되고, 방사통은 더 심해집니다. 맥캔지의 생각과는 반대로 추간판탈출증 환자는 [그림 5-5]와 같은 자세를 취하지 못합니다. 이러한 본인의 주장과는 달리 [그림 5-5]와 같은 자세를 취했음에도 불구하고, 환자의 증상이 개선된 이유는 과연 무엇으로 설명이 가능할까요? 맥캔지가 거짓말을 한 것일까요? 엎드려 누워 있던 환자의 증상이 좋아진 것은 척추의 전방 벌림에 의해 디스크가 앞쪽으로 이동했기 때문이 아니라, 장요근이라는 근육이 풀리면서 수핵이 중심으로 이동했기 때문입니다.

  좀 더 자세히 설명드리겠습니다. 환자가 엎드린 자세를 취함으로써 요추의 1~5번 횡돌기에서 골반을 지나 대퇴골의 소전자까지 연결되어 있는 장요근이 스트레칭에 의해 이완되면서 척추내압이 감소한 결과 수핵이 전방으로 이동한 것입니다. 환자가 엎드린 자세는 장요근이 스트레칭 되는 자세입니다. 상체를 많이 세울수록 장요근은 더 많이 스트레칭 되는 자세입니다.

  혹시 사진에 보이는 환자의 엎드린 자세를 보고는 척추기립근이 강화되었기 때문에 밀려 나온 디스크를 잘 잡아 줘서 환자가 나았을 가능성이 있다고 생각하시는 분이 계신가요? 정말 그런 분이 계시다면 뭘 어떻게 설명을 드려야 할지 대략 난감입니다.

  사진에서 보이는 환자의 모습은 장요근이 신장되고 있고, 척추기립근은 수축이 아니라 이완이 되어 있는 모습입니다. 허리에 힘을 주고 있는 것이 아니고, 또한 근력이 강화되는 자세 역시 아닙니다. 그래도 이해가 안 되신다면 지금 당장 읽던 책을 덮고 어떤 상황에서 근력이 강화되는지에 대해 먼저 선행학습을 하시기 바랍니다.

  멕켄지 선생님께는 죄송한 말이기는 하지만, 아마 2013년 돌아가시기 전까지 추간판이 탈출되는 이유를 모르고 돌아가신 것은 아닌가 하는 의구심이 듭니다. 척추신전운동을 하면 척추 내부의 압력 변화는 어떻게 되고, 디스크는 어떠한 힘에 의해 앞쪽을 향해 중심으로 이동하게 되는지 그 이유는 단 한 줄도 언급하지 않았고, 또한 근육의 작용에 대한 언급을 하지 않고 있다는 데서 유추가 가능합니다.

척추의 내압을 증가시키고 증가된 내압이 디스크를 밀어내는 힘은 골반을 전방경사시키고 요추를 전만시키는 4개의 근육이라는 것을 몰랐던 것입니다. 어쩌면 '척추신전운동을 해 보니깐 디스크 환자들의 증상이 좋아지더라'라는 경험적인 사고에 머물렀던 정도라고 필자는 평가합니다.

그러한 부실한 이론에도 불구하고 60년이 지난 지금까지 멕켄지 운동이 요통 치료의 메인운동법으로 자리 잡고 있는 것에 대해 저 역시 임상에서 환자를 치료하고 있는 물리치료사로서 씁쓸한 마음만 들 뿐입니다.

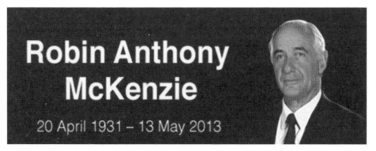

[그림 5-7] 멕켄지의 생전 모습.

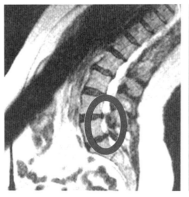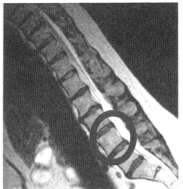

[그림 5-8] 추간판이 이동하는 MRI 영상
똑바로 선 자세에서 허리를 펴고(왼쪽) 굽힐때(오른쪽)

이제 추간판이 탈출하는 진실에 대해 이야기할 시간이 되었습니다. [그림 5-8]을 한번 보십시오. 허리를 뒤로 젖히는 척추신전운동을 하면 밀려 나온 추간판이 앞쪽으로 이동할 것이라고 주장한 멕켄지를 비롯한 대한민국의 수많은, 어쩌면 거의 대부분의 의사나 물리치료사들의 생각이 틀렸다는 사실이 위의 MRI 사진 한 장을 통해 증명되고 있습니다.

그들의 주장과는 달리 허리를 뒤로 젖히는 척추신전 동작을 취하면 추간판은 후방으로 탈출을 하며(왼쪽 사진), 반대로 허리를 숙이면 밀려 나가 있던 추간판은 중심으로 이동해 있는 모습을 볼 수 있습니다(오른쪽 사진).

왜 이런 현상이 발생할까요? 추간판이 왜 탈출하는지에 대한 개념이 전혀 잡혀 있지 않은 멕켄지와 대한민국의 거의 대부분의 의사와 물리치료사들은 이 엄연한 사실을 이해나 할 수 있을까요?

지식의 한계입니다. 사색을 하지 않는 무지의 결과일 뿐 그 어떤 다른 말로도 설명이 불가능합니다. 필자의 의견을 가슴속으로 받아들이신 독자들은 이미 그 답을 알고 계실지도 모르겠습니다. 만약 그렇다면 당신이 바로 척추전문가입니다.

멕켄지는 척추를 신전시키면 척추의 앞쪽 면이 열리고, 뒤쪽 면이 닫히면서 디스크에 가해지는 벡터힘은 앞쪽을 향해 작용하기 때문에 후방으로 탈출된 추간판은 중심, 즉 앞쪽으로 이동할 것이라고 했지만, 실제로는 반대 현상이 나타나는 것입니다. 인체의 움직임을 근육으로 해석해야 하는데, 척추라고 하는 구조로 해석하니 이처럼 일차원적인 사고를 하게 되는 것입니다.

척추의 열림과 닫힘 혹은 척추의 압박이나 좌우 비대칭, 골반의 부정정렬, 심지어 다리 길이의 불일치 등 인체에서 보이는 비정상적인 모습은 해당 뼈를 움직인 근육이 원인인데, 근육에 대한 고민은 접어 두고 뼈가 이동한 결과만으로 해석하는 것이 현대의학의 현주소입니다.

뼈가 어떻게 스스로 이동할 수 있습니까? 추간판이 스스로 스멀스멀 빠져나온 것이던가요? 멀쩡한 골반의 좌우가 비틀어지는 것이 골반 스스로 움직인 것이던가요? 두 다리뼈의 길이는 똑같은데도 불구하고, 외형적으로 보이는 다리 길이에 차이가 나는 것이 대퇴골이나 하퇴골의 문제이던가요?

그렇지 않잖아요? 뼈는 그냥 있는 것일 뿐, 뼈를 움직이는 힘은 바로 근육이며, 근육이 당기는 방향으로 끌려가는 것입니다. 해당 근육이 굳어서 짧아져 있다면 끌려 올라온 뼈는 제 위치로 가지 못하고, 근육이 당기는 힘만큼 뼈의 길이가 차이가 나는 것입니다.

맥켄지 신봉자들은 환자에게 또 이렇게 요구합니다.

"앉을 때 엉덩이를 뒤로 빼고, 허리를 쭉 펴고, 상체를 펴고, 가슴을 쭉 펴서 앉으십시오."

이런 맙소사! 허리에 힘이 강하게 들어가는 이 자세는 요추 전만을 과도하게 만드는 자세입니다. 환자를 낫게 하는 것이 아니라, 영원히 낫지 않게 하는 자세입니다. 이 자세를 유지하기 위해 계속 힘을 주는 사람은 요통이 사라지지 않고, 어쩌면 추간판이 탈출되어 수술을 하게 될 가능성이 높습니다. 그리고 수술을 한 환자가 이 자세를 계속 취하면 재발할 확률은 십중팔구입니다.

앉을 때는 허리에 최소의 힘이 들어간 상태로 편안하게 자세를 유지하는 것이 가장 좋습니다. 허리를 뒤로 젖히는 동작은 골반이 전방경사되고, 요추는 과도하게 전만이 되는 모습입니다. MRI 영상을 통해 확인할 수 있듯이 요추가 전만되는 척추신전 동작을 하면 디스크는 뒤쪽으로 탈출하게 되는 것입니다. 이 한 줄의 문구를 읽는 순간 당신의 머릿속에서 뭔가 번개가 치는 느낌이 들지 않나요?

빙고. 필자가 주구장창 강조했듯이, 추간판이 탈출하는 이유는 골반을 전방경사시키고, 요추를 전만시키는 4개의 근육이 굳어 있기 때문이라고 했습니다. 그 자세를 인위적으로 취하게 한 모습이 바로 허리를 뒤로 젖힌 MRI 영상인 것입니다.

다시 한 번 마무리하겠습니다. 추간판이 탈출하는 이유는 골반이 전방경사되고, 요추가 전만되기 때문입니다. 그리고 골반의 전방경사와 요추전만을 일으키는 근육은 바로 4개의 근육, 즉 척추기립근, 요방형근, 광배근 그리고 장요근입니다. 이 4개의 근육이 강하게 굳으면 굳을수록 골반은 전반경사되고, 요추는 전만이 됩니다. 요추의 만곡이 증가하는 만큼 척추 내부의 압력은 증가하게 되고, 그 증가된 압력이 추간판을 탈출시킨 원흉(?)인 것입니다.

만약 이들 네 개의 근육이 풀리지 않고 계속 굳는다면 어떤 일이 벌어질까요? 척추 내부의 압력은 계속 증가할 것이고, 결국 디스크가 파열될 것입니다. 따라서 치료는 단단하게 굳어 있는 이들 4개의 근육을 얼마나 빨리 풀어내느냐의 싸움입니다.

앞서 두 번이나 말씀드렸지만, 말이 쉽지 수핵이 섬유륜을 찢고 나올 정도면 대체 얼마나 근육이 굳어 있겠습니까? 그렇게 돌덩어리처럼 굳어 있는 근육을 손으로 풀어낸다는 것이 과연 인간의 힘으로 가능키나 하겠습니까? 필자가 도수치료를 통해 풀어낼 수 있다고 말을 하지만, 한 명의 환자를 치료하는 데도 어마어마한 에너지가 소진됩니다.

한 달에 두어 번은 몸살을 하지만, 하루에 최대로 치료할 수 있는 환자 수는 십여 명 내외이지만, 도수치료사의 길을 묵묵히 가는 것입니다. 현재까지는 도수치료를 뛰어넘는 치료기술이 없기에 그렇습니다. 의사들은 주사나 약으로 풀고, 한의사는 침으로 풀고, 물리치료사인 저는 손으로 푸는 것의 차이일 뿐, 따지고 보면 의사나 한의사들의 치료 역시 그들의 치료행위가 근육 이완이라는 사실을 알게 될 것입니다.

추간판탈출증을 비롯한 모든 요통의 원인이 근육이라는 사실을 가슴속으로 받아들인다면 치료가 빠르고 늦고의 차이일 뿐 언젠가는 완치될 겁니다. 그럼에도 근육이 안 풀린다고 포기하거나 혹은 정작 환자의 근육은 풀리지 않았는데 의사나 치료사가 풀렸다고 생각해서 다른 쪽으로 포커스가 이동하는 사람은 하수라 할 수 있습니다.

이 책을 읽고 계시는 독자들은 이 상황을 설명하지 못하는 의료전문가들에게 당신의 돈을 지불하는 어리석은 짓을 하지 말기를 바랍니다. 환자가 낫지 않는 것은 근육이 풀리지 않은 것일 뿐, 다른 원인은 없습니다. 다시 재발하는 이유 역시 풀렸던 근육이 다시 뭉친 것뿐입니다. 자세한 내용은 이 책의 뒤편에서 다시 자세히 언급하도록 하겠습니다.

비특이성요통, 추간판탈출증, 척추관협착증, 전방전위증 모두 골반의 전방경사와 요추전만 때문에 발생하는 질환들입니다. 허리에서 나타나는 모든 질환은 각기 다른 바이러스에 의해 생긴 서로 다른 질환이 아니라, 비특이성 요통을 유발한 4개의 굳어 있던 근육이 풀리지 않아서 생긴 진행성 질환이라고 앞서 말씀드렸습니다. 다른 이유는 없습니다.

요통이 생기는 이유는 너무 많다고 합니다. 모르기 때문에 많다고 말하는 것이지, 원인은 단 하나입니다. 골반의 전방경사와 요추전만이며, 이 자세를 만드는 근육은 척추기립근, 요방형근, 광배근, 그리고 장요근입니다. 이 네 개의 근육이 어디에서 어디까지 연결되어 있으며, 이들 근육의 작용이 무엇인지 학습하시기 바랍니다.

일자허리

　허리가 앞쪽으로 휘어지는 전만과 달리 허리뼈가 뒤쪽으로 이동하면서 편평해지거나, 심할 경우 아예 뒤로 휘어져서 허리뼈가 뒤로 툭 튀어나온 환자들도 있습니다. 이런 분들의 특징이 엉덩이 근육이 없어서 소위 '엉뽕'을 넣고 싶다고 말한다는 것입니다.

　또한 허리가 구부러져 있기 때문에 배에 가로주름이 패이면서 접히게 됩니다. 그리고 다들 야윈 환자들입니다. 야윈 분들이 일자허리가 되는 것이 아니라, 일자허리가 되면 배가 짓눌리기 때문에 음식물이 들어갈 공간이 부족해지면서 섭취하는 음식량이 줄어들기 때문에 자연스럽게 나타나는 현상입니다.

　이런 환자도 허리가 아파서 병원에 치료를 받으러 옵니다. 왜일까요? 필자는 처음부터 지금까지 요통의 원인은 골반의 전방경사와 요추전만 때문이며, 이 자세를 만드는 근육은 척추기립근, 요방형근, 광배근 그리고 장요근이라고 했는데, 일자허리는 필자가 강조해 온 것과는 정반대의 현상입니다.

이야기를 시작하기 전에, 일자허리 환자가 신경통 때문에 다리가 저려서 수술하는 경우는 없음을 말씀드립니다. 수술을 하는 의사는 어떤지 모르겠지만, 물리치료사인 저는 단 한 명도 일자허리 때문에 수술했다는 환자를 만나 본 적이 없습니다. 이제부터 일자허리가 되는 이유를 설명드리겠습니다.

"허리가 아픈 이유는
골반의 전방경사와 요추전만 때문입니다.
이 사실은 흔들리지 않는 진실입니다."

또한 골반을 전방경사시키고, 요추를 전만시키는 4개의 근육이 모든 요통의 원인이라는 것 또한 변하지 않는 진실입니다. 이 사실을 기반으로 일자허리가 생기는 이유를 설명드리겠습니다. 허리가 아프면 환자가 어떻게 반응하는지 생각해 보십시오.

허리가 아프면 그 통증을 그대로 참아 내는 것이 아니라, 통증을 보상할 목적으로 자세를 변형시키게 됩니다. 즉, 허리가 아픈 환자는 배에 힘을 줘서 척추를 뒤로 밀어내는 자세를 취하게 됩니다. 통증이 생길 때마다 배에 자동으로 힘이 들어갑니다. 근육학적으로 설명을 드리면 복횡근(transverse abdominis)을 수축시켜서 배를 안쪽으로 빨아들이는 동작을 하는 것인데요, 복횡근이 수축하면 배가 납작해지고 단단해지며, 복압이 증가하게 됩니다. 그 결과 척추는 뒤쪽으로 밀리면서 C 만곡이 없어지고 일자허리가 됩니다.

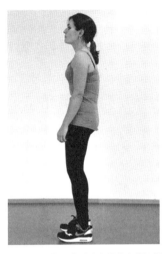

[그림 6-1] 복횡근을 수축시켜서 일자허리를 만든 모습.

이 상태가 지속되면 근육 또한 그대로 굳어지고, 그 결과 일자허리가 고착화되는 것입니다. 따라서 요통이 있는 환자가 빨리 치유되지 않으면 추간판탈출증이 되거나 혹은 그 반대인 일자허리가 되는 것입니다.

일자허리 환자는 젊은 여자분들에게도 더러 발견되지만, 상태가 심한 분들은 주로 노인분들입니다. 노인분들의 몸은 힘이 없어서 흐물흐물할 것 같지만, 실제로 나이가 일흔이 넘은 분들도 일자허리나 요통이 있는 분들은 돌덩어리처럼 단단하게 굳어 있습니다. 근육이 굳어 있으니 힘을 쓰지 못하는 것은 당연한 일입니다 (척추관협착증 환자들의 두 가지 형태. 꼬부랑허리와 일자허리에 관해서는 '척추관협착증'주제에서 언급을 하겠습니다).

노인이 되면 근력이 약해서 요통이 생기기 때문에 근력강화운동을 해야 한다고 말하는 분들도 허다합니다만, 이런 말을 하는 사람은 의학지식이 없는 일반인과 같은 정도의 의료지식을 갖고 있는 사람이라 해도 무방합니다. 근육이 힘을 발휘하는 메커니즘에 대한 아주 기본적인 지식도 없는 사람입니다. 이에 대해서는 조금 후에 다시 설명을 드리겠습니다.

앞 단락에서 잠깐 언급하고 만 이야기인데요, 왜 일자허리 환자는 추간판탈출증이나 협착증 환자와는 달리 다리 통증이 심하지도 않고, 척추수술을 하지도 않을까요? 이미 필자는 앞에서 언급했으며, MRI 사진을 통해서도 확인했습니다. 디스크가 밀려 나오는 이유는 골반이 전방경사되고, 요추가 전만될 때 척추 내부의 압력이 증가되고, 증가된 압력이 디스크를 밀어내는 것이라고 말씀드렸습니다.

그렇습니다. 정상적인 S 라인의 커브(이 상태를 정상적인 정렬 상태라고 하며, 영어로는 'normal curve or alignment'라고 합니다)를 갖고 있는 요추는 척추 내부에 비정상적인 압력이 존재하지 않고, 오히려 추간판은 척추에 가해지는 충격을 완충시키는 역할을 합니다.

하지만, 요추의 만곡이 정상을 벗어나서 과도해질 때(이 상태를 전만이라고 하며, 영어로는 'lordosis'라고 합니다) 척추 내부의 압력이 증가하는 것입니다. 그 압력을 증가시키는 힘은 4개의 근육이고요.

결론을 말씀드리면 척추내압은 척추의 만곡이 과도하게 전만이 될수록 증가하며, 정상적인 만곡이나 만곡이 없어지는 일자허리가 될수록 척추내압은 감소하게 됩니다. 그래서 요추의 만곡이 정상이거나 혹은 일자허리 환자는 추간판이 탈출하지 않기 때문에 다리가 저리는 방사통이 생기지 않는 것입니다. 이해가 되셨는지요?

치료는 굳어 있는 네 개의 근육을 흔들림 없이 풀어 나가는 것입니다. 일자허리가 된 척추를 외력을 가해서 인위적으로 C자로 만들려고 하는 모든 운동치료는 지금 당장 그만두어야 할 것입니다. 설령, 치료실에서는 환자의 허리가 C자가 되었다 하더라도, 일자로 만든 허리근육이 풀리지 않는 한 척추는 굳어 있는 근육이 당기는 방향으로 이동하게 될 것이고, 환자를 일으켜 세워 보면 자세는 전혀 변하지 않는다는 사실.

이 사실은 일자허리 환자를 치료해 본 물리치료사라면 당연히 알고 있는 사실입니다. 이제 물리치료사 스스로의 양심을 거스르지 말기를 바랍니다.

추간판의 구조

추간판의 구조에 대해 말씀드리겠습니다. 추간판(척추와 척추 사이에 있는 판이라는 의미입니다)은 외력에 의해 쉽게 손상되는 구조가 아닙니다. 쉽게 말씀드리면 '고래힘줄'보다 더 강하고 질긴 구조입니다. 인대나 힘줄과 같은 2형 교원질성분(collagen)으로 만들어진 조직입니다. 디스크 탈출을 너무 쉽게 보는 분들이 많으신 것 같은데요, 디스크는 그리 쉽게 탈출되지 않는 구조로 되어 있습니다.

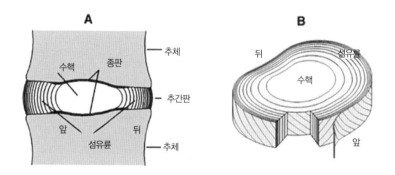

[그림 7-1] 추간판의 구조. 안쪽에는 수핵이 있고 바깥에는 12겹으로 된 섬유륜이 둘러싸고 있다.

추간판은 [그림 7-1]에서 볼 수 있듯이, 안쪽에는 말랑말랑한 수핵(nucleus pulposus)이 있고, 바깥에는 10~12겹의 섬유륜(annulus fibrosus)이 겹겹이 싸여 있는 구조입니다. 그리고 특히, 특이한 점은 한 겹 한 겹 서로 서로 방향을 달리하면서 10~12겹이 중첩되어 싸인 구조라는 점입니다. 밀가루 반죽을 겹겹이 말아서 구운 다음 한 겹 한 겹 찢어서 먹는 식빵(크로와상)을 생각하시면 됩니다. 추간판의 이러한 점층식 구조로 인해 웬만해서는 찢어지지 않는 구조로 만들어진 조직입니다.

추간판탈출증이라고 하면서 너무 쉽게 얘기들 하시는데, 추간판탈출증은 이 추간판이 통째로 빠져나오는 것이라고 오해하시는 분들이 많으신데요, 사실은 섬유륜 안에 들어 있는 말랑말랑한 수핵이 12겹의 섬유륜을 찢고 나오면서 수핵이 신경을 누르는 질환이 바로 추간판탈출증입니다. 아마, 독자분들 중에서도 처음 듣는 분들도 계실 겁니다. 물풍선을 생각해 보시면 됩니다. 풍선 안에 든 물에 가해진 외력에 의해 물이 풍선을 터뜨리는 것과 같은 원리입니다.

자, 이제 생각해 봅시다. 섬유륜 안에 들어가 있는 물 성분으로 구성된 젤과 같은 수핵에 가해지는 힘이 대체 얼마나 강해야 12겹으로 철옹성을 쌓아서 수핵을 방어하고 있는 섬유륜을, 말랑말랑한 가녀린(?) 수핵이 섬유륜을 찢어 버릴 수 있을까 말입니다. 이게 상식적으로 가능한 일이기는 한가 말입니다. 척추의 굴곡과 신전동작에 의해 혹은 허리를 많이 썼다고 해서 이런 일이 발생할 수 있을까요? 거의 불가능합니다.

이제 다시 근육으로 가 보시죠. 골반을 전방경사시키고 요추를 전만시키는 네 개의 근육인 척추기립근, 요방형근, 광배근, 그리고 장요근이 굳어질수록 골반은 전방경사되고, 요추는 전만됩니다. 이 각도가 증가하는 만큼 척추 내부의 압력은 증가하게 되고, 증가된 압력은 밖으로 빠져나오면서 척추 내부와 외부의 압력 균형을 맞추게 되는 것입니다.

저의 주장을 사실로 받아들이고 생각을 해 보시죠. 그렇다면 대체 얼마나 강한 압력이 척추에 가해져야 12겹의 철옹성인 섬유륜을 찢어 버릴까 말입니다. 이 말을 다르게 해석하면, 대체 필자가 언급한 4개의 근육이 얼마나 굳어 있기에 수핵이 섬유륜을 찢어 버린단 말인가요? 그리고 그토록 단단하게 굳어 있는 근육들을 대체 무엇으로 풀어낼 수 있다는 말인가요? 그래서 만만치가 않다는 것입니다.

풀어도 풀어도 잘 풀리지 않는 것이 척추근육입니다. 풀어도 풀어도 풀리지 않으니 자꾸 다른 방법을 찾는 것입니다. 운동을 시키려 하고, 도구를 사용하려 하고, 각종 의료장비를 이용하려 하는 것입니다. 하지만, 손으로 풀지 못하는 것은 그 어떤 치료 장비나 도구로도 풀리지 않습니다. 우선, 저는 물리치료사가 도수치료를 한다면서 손이 아니라 각종 도구를 사용하거나 운동으로 디스크 환자를 치료하는 물리치료사는 한 수 아래로 봅니다.

독자님들도 이 점을 꼭 명심하시고, 대한민국에서 도수치료를 하는 물리치료사 중에서 누굴 찾아가야 할지 생각해 보시고, 현명한 판단을 하시기 바랍니다. 치료는 디스크를 밀어 넣는 것이 아니라, 증가된 척추내압을 빼 주는 치료를 해야 하는 것입니다. 척추내압이 빠지는 만큼 밀려 나간 디스크는 조금씩 중심으로 이동하게 될 것입니다. 그것은 굳어 있는 4개의 근육을 풀어 줌으로써 가능하다는 진실을 꼭 기억하시기 바랍니다.

필자가 계속 척추내압을 이야기하고 있고, 척추내압이 증가되면 밖으로 나온다고 이야기하고 있습니다. 그렇다면 척추 내부의 압력이 증가하면 그 증가된 압력이 밖으로 빠져나온다는 근거가 있는지 의문이 들지 않으세요? 압력이 높은 곳에서 낮은 곳으로 이동하는 것은 물리학의 기본입니다. 척추 내부는 처음 만들어진 모습 그대로 압력 균형을 맞추는 것입니다.

만약 뇌가 손상되면 어떻게 되는지 아세요? 만약 교통사고나 외력 혹은 고혈압에 의해 뇌출혈이 발생하면 해당 환자는 그 즉시 응급실로 가서 두개골을 개방시키는 수술을 합니다. 뇌가 손상되면 출혈에 의해 뇌압이 상승하게 됩니다. 하지만, 뇌를 둘러싸고 있는 두개골(skull)에는 구멍이 뚫려 있지 않기 때문에 증가된 뇌압은 다시 뇌를 누르면서 2차 손상으로 이어지는 것입니다. 그래서 최대한 빠른 시간 안에 두개골에 구멍을 내는 천공술을 시도해서 뇌압을 빼 준 다음 뇌가 더 이상 손상되지 않도록 하는 것입니다.

하지만, 척추는 다릅니다. 척추내압이 증가되면 증가된 압력은 척추의 후외측에 있는 추간공(intervertebral foramen)이라는 공간으로 빠져나오게 됩니다. 즉, 증가된 압력이 빠져나올 공간이 이미 만들어져 있습니다. 이곳으로 수핵이 섬유륜을 찢고 나오는 것이며, 이 상태가 추간판탈출증입니다.

몇 년 전에 필자가 추간판이 탈출하는 이 원리를 터득하고 난 어느 날, 퇴근을 하면서 진주시 금산면을 지나 필자가 살고 있는 진주혁신도시로 이동을 하고 있었습니다. 평소에는 보이지 않던 금산못이 눈에 들어와서 급히 도로가에 차를 세우고는 금산못 둑을 걸으면서 사색을 했습니다.

'왜, 신은 인간을 만들 때 척추의 후외측에 구멍을 내셨을까? 뇌를 싸고 있는 두개골처럼 척추를 완전히 통으로 만들었다면 인간이 이처럼 추간판탈출증으로 인해 고통을 겪지 않아도 되었을 텐데…'

사색을 마쳤을 때 신의 뜻을 이해할 수 있었습니다. 만약 인간의 척추에 추간공이라는 구멍을 내지 않고 통으로 만들었다면 문제가 아주 심각해집니다. 그 이유를 살펴보겠습니다.

척추관(spinal canal)이라는 곳은 뇌에서 연결되어 경추, 흉추, 그리고 요추 2번까지 내려오는 척수(spinal cord)라는 구조물이 있습니다. 척수는 제일 안쪽의 연막, 중간의 지주막, 그리고 가장 바깥층에 있는 경막(dura mater)으로 구성되는데, 이 경막에서 좌우 한 쌍씩 신경이 빠져나옵니다. 말초신경에 해당하는 이 신경을 '척추신경(spinal nerve)'이라고 합니다. 이 척추신경은 추간공을 통해 빠져나온 다음 다리에 있는 수많은 근육을 신경지배하는 구조로 되어 있습니다.

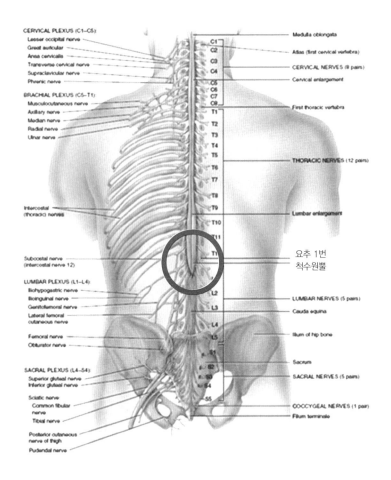

CERVICAL PLEXUS (C1–C5):
Lesser occipital nerve
Great auricular
Ansa cervicalis
Transverse cervical nerve
Supraclavicular nerve
Phrenic nerve

BRACHIAL PLEXUS (C5–T1):
Musculocutaneous nerve
Axillary nerve
Median nerve
Radial nerve
Ulnar nerve

Intercostal
(thoracic) nerves

Subcostal nerve
(intercostal nerve 12)

LUMBAR PLEXUS (L1–L4):
Iliohypogastric nerve
Ilioinguinal nerve
Genitofemoral nerve
Lateral femoral
cutaneous nerve

Femoral nerve
Obturator nerve

SACRAL PLEXUS (L4–S4):
Superior gluteal nerve
Inferior gluteal nerve

Sciatic nerve
Common fibular
nerve
Tibial nerve

Posterior cutaneous
nerve of thigh
Pudendal nerve

Medulla oblongata

Atlas (first cervical vertebra)

CERVICAL NERVES (8 pairs)

Cervical enlargement

First thoracic vertebra

THORACIC NERVES (12 pairs)

Lumbar enlargement

요추 1번
척수원뿔

LUMBAR NERVES (5 pairs)

Cauda equina

Ilium of hip bone

Sacrum

SACRAL NERVES (5 pairs)

COCCYGEAL NERVES (1 pair)

Filum terminale

C1
C2
C3
C4
C5
C6
C7
C8
T1
T2
T3
T4
T5
T6
T7
T8
T9
T10
T11
T12
L1
L2
L3
L4
L5
S1
S2
S3
S4
S5

[그림 7-2] 척수와 척추신경의 구조. 척수는 요추 2번에서 끝나며, 제일 끝단을 '척수원뿔'이라고
한다.

　다리근육은 허리에서 나온 신경신호를 받아야만 근육이 수축하
고 이완하는 작용을 하면서 힘을 쓰는 구조인데, 만약 신경이 제
대로 전달되지 않으면 다리를 움직이는 근육이 힘을 쓰지 못하거

나, 심하면 걷거나 달리지 못하는 일이 생기는 것입니다. 만약, 척추의 후외측에 추간공을 만들지 않고 척추의 최상단인 경추와 두개골이 만나는 지점에 하나의 구멍을 연 다음 좌우 48개의 척추신경을 목, 등, 허리를 지나 다리까지 신경을 연결한다면 어떤 일이 벌어질까요?

우선 다리로 연결되는 신경이 너무 길기 때문에 신경전도 속도가 느려질 것입니다. 그렇게 되면 인간은 로봇처럼 움직이게 될 가능성이 있습니다. 둘째는 척추신경들끼리 치렁치렁 서로 엉키게 될 것입니다. 전선을 생각해 보시면 쉽게 이해될 겁니다. 전선끼리 계속 부딪힌다면 피복이 벗겨질 것이고, 서로 누전을 일으킬 것이며, 혹은 서로 간의 전선에서 나오는 전자파에 의해 여러 문제가 생길 가능성을 예측해 볼 수 있습니다.

신경 역시 전선과 같이 인체에 전기적인 신호를 전달하는 역할을 합니다. 신경이 치렁치렁하게 늘어져 있고, 서로 꼬이거나 마찰된다면? 생각만 해도 끔찍스런 일이 벌어질 것입니다. 역시, 신은 위대하다는 것을 느낀 시간이었습니다.

근력이 감소하는 이유?

이제 근육이 힘을 쓰지 못하는 이유에 대해 말씀드리겠습니다. 필자를 가장 짜증나게 하는 것 중에 하나가 "허리근육, 특히 척추기립근이 약해서 허리뼈를 잡아 주지 못하기 때문에, 혹은 디스크를 잡아 주지 못하기 때문에 허리근육을 강화해야 한다."라고 이야기하는 의사와 물리치료사들입니다.

척추기립근이 제아무리 강해도 밀려 나오는 디스크를 막을 수 있는 위치에 있지 않다는 것은 이미 앞장에서 말씀을 드렸습니다. 제 말을 이해하지 못하는 독자분들은 해부학 책을 다시 펼쳐서 척추기립근이 어디를 주행하고 있는지 반드시 확인하시기 바랍니다.

척추기립근 근력강화운동을 하면 할수록 골반의 전방경사와 요추전만은 더 심해지기 때문에 척추내압이 증가되고, 추간판은 더 밀려 나온다는 사실. 앞에서 필자가 계속해서 강조해 온 부분입니다. 막연한 추측에 의해 척추기립근을 강화시켜서 디스크탈출을 막겠다는 언급은 더 이상 하지 말기 바라며, 환자에게 교육시키는 일도 당장 그만두어야 할 것입니다.

　근육이 힘을 쓰지 못하는 경우는 딱 세 가지입니다.

　1) 근위축(muscle atrophy)

　2) 구심성수축(concentric contraction)

　3) 원심성수축(eccentric contraction)

　먼저, 근위축에 대해 말씀드리겠습니다. 근위축은 근섬유의 직경(diameters of muscle fiber)이 줄어든 상태입니다. 이 상태가 되면 근육이 발휘하는 힘, 즉 근력(muscle strength)과 근파워(muscle power) 그리고 근지구력(muscle endurance) 모두 감소하게 됩니다.

　근위축은 두 가지입니다. 하나는 무용성위축(non-use atrophy)이고, 두 번째는 탈신경위축(denervated atrophy)입니다. 무용성 위축은 근육을 사용하지 않아서 생긴 위축을 말합니다. 예를 들면, 장기입원으로 인해 침상에 오래 누워서 지내는 분들이나 골절로 인해 부목(splint)이나 석고고정(cast)을 한 팔다리가 위축되는 것입니다. 우리가 흔히 사용하는 표현을 빌리자면 '바짝 곯아 버린'상태입니다. 근육에 있던 물이 빠져나오면서 쪼그라든 것과 같은 상태인 것이죠.

　탈신경위축은 팔다리신경이 손상되거나 혹은 마비로 인해 근육으로 신경신호가 전달되지 않음으로 인해 근육의 수축·이완 작용이 되지 않아서 발생한 위축 상태입니다. 이 두 상태 모두 근력이 감소합니다. 무용성위축 환자는 근력강화운동을 하면 근섬유의 직경이 증가하면서 근복이 부풀어 오르는 비대(hypertrophy)가 됩니다. 그리고 탈신경위축은 손상되거나 혹은 마비되었던 말초신경이 회복되어 근육으로 신경신호가 전달되면 자연스럽게 해결됩니다.

근력강화운동을 해야 하는 경우는 무용성위축 상태입니다. 하지만, 무용성위축으로 인해 통증이 생겨 병원에 치료를 받으러 오는 경우는 거의 없습니다. 수술을 하는 병원급 재활운동센터가 아니면 이런 부류의 환자를 만나는 경우는 거의 없습니다. 또한 신경근골격계 약 60개 질환 중에서 근위축 때문에 통증이 생겨서 병원에 치료를 받으러 오거나, 특히 물리치료나 도수치료를 받으러 오는 환자는 없다는 점입니다. 이러한 점에서 근력강화운동으로 치료할 수 있는 환자는 단 한 명도 없다는 것이 필자의 한결같은 주장입니다.

[표 8-1] 근위축의 종류

	1) 무용성위축	2) 탈신경위축
정의	사용하지 않아서 근섬유의 직경이 감소한 상태	신경손상 혹은 마비에 의해 근육에 신경신호가 전달되지 않아서 생긴 근섬유의 직경이 감소한 상태
원인	장기 입원으로 인한 침상 생활, 부목이나 석고 고정	신경손상 혹은 마비 예1) 비골신경마비로 인한 다리근육의 위축 예2) 요골신경과 척골신경 마비로 인한 팔근육의 위축

| 해결책 | 저항성 근력강화운동(저항은 중력, 자신의 체중, 아령이나 외력을 적용함) | 말초신경은 하루에 1㎜씩 자연재생이 되며, 신경재생이 완성되면 근육에 신경신호가 전달되고, 그때 근육은 다시 수축과 이완이 가능해짐.
탈신경위축을 방지하기 위해 EST 전기자극을 해 줄 필요가 있다. |

#노화에 의한 위축은 근감소증(sarcopenia)이라고 함

더욱이 요통 환자들은 근위축으로 인해 척추기립근의 근력이 감소할 확률은 거의 제로입니다. 요통 환자들의 근력이나 근파워 그리고 근지구력이 정상인보다 감소하는 것은 맞습니다. 근위축에 의한 근력 감소가 아니라면, 이제 남은 것은 두 가지입니다. 구심성수축상태와 원심성수축상태입니다. 근육의 길이-장력곡선으로 설명을 드리겠습니다.

[그림 8-1]에서 볼 수 있듯이 근력이 감소하는 경우는 두 가지입니다. X축은 근육의 길이이며, Y축은 근육이 발휘하는 힘, 즉 장력을 나타낸 것입니다. 곡선이 왼쪽으로 이동할수록, 즉 근육의 길이가 짧아질수록 근력은 감소하는 것을 볼 수 있습니다. 그리고 곡선이 오른쪽으로 이동할수록, 즉 근육의 길이가 길어질수록 역시 근력이 감소한다는 것을 알 수 있습니다. 오히려 근육이 이완되어 있는 상태 혹은 중립상태 혹은 안정상태에 있을 때 장력이 가장 크게 발휘된다는 것을 알 수 있습니다.

100% 일치하지는 않지만, 거의 80~90%는 근육의 길이가 중립

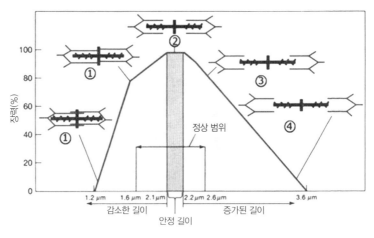

[그림 8-1] 근육의 길이 장력 곡선.

상태일 때 근육이 힘을 발휘하는 선, 즉 근작용선과 관절중심점과의 거리를 말하는 모멘트팔(moment arm, MA)이 가장 길어지는 위치입니다. 쉽게 말해서 근육의 지렛대가 가장 길어지는 위치입니다. 이 위치일 때 근육은 가장 큰 힘을 내는 것입니다.

그래프의 왼쪽은 근육이 짧아져 있는 상태이며, 오른쪽은 근육이 길어져 있는 상태입니다. 좀 더 정확하게 표현하면, 왼쪽은 구심성수축상태이며, 오른쪽은 원심성수축상태입니다. 근력을 증가시키고자 한다면 중간 길이로 만들어 줘야 한다는 것을 알 수 있습니다. 즉, 짧아진 근육은 풀어 주거나 스트레칭을 통해 늘려 주면 길어져서 중간 길이로 돌아오게 될 것입니다.

그래서 필자가 계속 강조하는 것이 바로 근육이 뭉쳐 있기 때문에 근력이 감소하는 것이고, 근육이 굳어 있기 때문에 통증이 생기는 것이라는 점입니다. 따라서 근력을 증가시키고 통증을 해결하려면 뭉친 근육을 일일이 찾아가면서 풀어야 한다고 계속 강조하는 것입니다.

여기서 잠깐, 저는 통증이 있는 환자에 대해 이야기하고 있는 중입니다. 혹시 정상인의 근력강화운동의 효용성에 대해 질문을 하실 분이 계실 것 같아서 미리 말씀드립니다. 논점이 흔들리지 마시기 바랍니다.

통증 환자에게 근력운동을 시키는 전문가들은 이렇게 반문할지도 모르겠습니다.

"선생님은 짧아진 근육을 풀어야 한다고 이야기하는데, 반대로 길어진 근육을 구심성수축, 즉 근력강화운동을 통해 근육의 길이를 짧게 하면 반대편에 있는 짧아진 근육이 늘어나지 않나요?"

이 질문 역시 인간의 상상 속에서나 가능한 이야기이며, 아주 원시적이고 일차원적인 사고이며, 척추기립근의 해부학적인 위치도 모른 채 척추기립근을 강화시켜서 밀려 나오는 디스크를 막아보겠다는 발상과 대동소이합니다.

근육의 길이가 늘어나 있는, 즉 원심성수축상태에 있는 근육의 길이를 저항성 구심성수축운동(근력강화운동)을 통해 안정 길이로 되돌릴 수 있다면, 제가 왜 임상에서 그토록 힘들게 환자의 뭉친 근육을 푸는 치료를 하고 있겠습니까? 저도 운동을 시키면 체력

소모도 덜하고, 동시에 많은 환자를 그룹으로 치료할 수도 있고, 수익도 지금보다 서너 배에서 열 배 이상 벌 수도 있을 텐데 말입니다.

그 이유는? 불가능하기 때문입니다(구심성수축상태, 즉 근육의 길이가 짧아진 상태 혹은 근육이 굳어 있는 상태 혹은 근육이 뭉쳐 있는 상태는 모두 임상에서 같은 의미로 사용됩니다. 필자가 4가지 경우를 혼용해서 사용하더라도 하나의 의미로 이해하시면 됩니다).

구심성수축상태인 근육을 푸는 방법에 대해서는 이미 많이 연구되어 있고, 많은 학자들이 강조해 온 부분입니다. 하지만 원심성수축상태에 있는 근육을 구심성수축운동을 하면 근육의 길이가 짧아진다는 말은 그 어느 누구도 한 적이 없으며, 그 어떤 책에도 단 한 줄도 언급되어 있지 않다는 사실입니다.

의외인가요? 있다면 반론을 제기하셔도 됩니다. 있다면 아마, 그 글을 적은 작가는 엄청난 수모를 감당해야 할지도 모릅니다. 아무런 과학적인 근거도 없이 적은 글이라는 것을 제가 재검증해 보여 드리겠습니다.

구심성수축상태에 있는 근육을 푸는 방법('근육을 풀다'는 영어로 'unwinding'이라고 한다)에는 휴식, 스트레칭, 이완, 마사지, 사우나, 초음파 등이 있으며, 치료기법으로는 허혈성압박, 근에너지기법, 롤핑 등 여러 가지가 있습니다. 제가 모든 질환은 근육이 굳어서 생긴 병이라고 강조하고 있고, 굳어 있는 근육을 풀어야 환자가 낫는다고 끊임없이 강조하고 있습니다. 근력강화운동을 해서는 단 한 명의 환자도 치료할 수 없습니다.

주동근(구심성수축)과 길항근(원심성수축)에 대한 이야기를 좀 할 필요가 있을 것 같습니다. 팔꿈치가 움직이는 것을 예로 들어 보겠습니다. 상완이두근과 상완근 그리고 상완요골근이 구심성으로 수축하면 주관절은 굽혀지게 됩니다. 이때 반대쪽에 있는 상완삼두근인 길항근은 힘을 빼고 이완되어 있는 것이 아니라, 주동근이 구심성으로 수축하는 힘과 속도에 맞춰서 원심성수축으로 힘과 속도를 조절하는 것이 인간의 근육이 수축·이완하는 과정입니다.

만약 주동근이 수축하는데 길항근이 그냥 쉬고 있는, 즉 이완하고 있다면 인간의 팔은 제어기능이 고장 난 로봇 팔이나 마비된 팔처럼 덜렁거리면서 적절한 제어가 되지 않는 모습이 될 것입니다. 반대로 팔꿈치를 펼 때는 상완삼두근이 주동근으로 작용하고, 앞쪽에 있는 3개의 근육은 길항근으로 작용하면서 상완삼두근이 수축하는 속도와 힘에 맞춰서 작용을 합니다. 이 작용을 협응, 영어로는 'coordination'이라고 합니다.

이러한 생역학적인 지식을 기반으로 해서 질환을 언급해 보겠습니다. 만약 주관절굴곡근이 굳어 있다면 상완삼두근이 최대로 수축하더라도 팔꿈치는 100% 펴지지 않게 될 것입니다. 이 상태만 보더라도 주관절이 100% 펴지지 않는 이유는 상완삼두근의 근력이 약해서가 아니라, 주관절 굴곡근이 굳어서 늘어나지 않기 때문이라는 것을 알 수 있습니다. 치료는 당연히 상완삼두근의 근력강화운동이 아니라, 뭉쳐 있는 굴곡근을 풀어야 한다는 것을 금방 알 수 있습니다.

또 다른 예를 들어 보겠습니다. 족관절염좌가 발생하는 이유는 족관절이 내반(inversion)되기 때문입니다. 이외에도 아킬레스건염이나 족저근막염 역시 족관절 내반이 원인입니다(이런 저의 주장에 동의하지 않으시는 분들도 많을 것입니다. 『운동치료로 완치하라』라는 저의 책이 도움이 될지도 모르겠군요). 족관절이 내반되는 이유는 전경골근과 후경골근이 굳어 있는 구심성수축상태이고, 반대로 장비골근과 단비골근은 늘어나 있는 원심성수축상태이기 때문입니다.

필자는 전·후경골근을 푸는 치료를 합니다. 또 다른 누군가는 늘어나 있는 장·단비골근을 강화시키는 근력강화운동을 시키기도 합니다. 어느 것이 맞을까요? 앞서 언급했듯이 원심성수축상태에 있는 근육을 구심성수축운동을 하면 근육의 길이가 짧아진다는 말은 그 어떤 학자도 말한 적이 없고, 다만 임상가들의 머릿속에서 자의로 해석한 것이라고 말씀드렸습니다.

주동근이 구심성수축상태가 되면, 길항근은 더 이상 끌려가지 않으려고 늘어나 팽팽하게 긴장하고 있는 상태가 됩니다. 그렇기 때문에 굳어 있는 주동근을 풀어 주면 길항근에 가해졌던 인장력(Tensile force)은 사라지고, 자기 고유의 근길이로 되돌아가는 것입니다. 이 점을 꼭 기억하시기 바랍니다.

아직도 혼란스러우신가요? 그렇다면 답이 없습니다. 스스로 고민을 해 보시고, 사색을 해 보세요. 그리고 다시 한 번 더 해부학 책을 열고 근육의 부착점을 학습하시고, 작용에 관한 학문인 기능

해부학책을 다시 열어 보시기 바랍니다.

이제 다시 허리로 와 보겠습니다. 요통 환자에게 근력강화운동을 시키는 부분은 오래된 논쟁거리입니다. 아니, 적어도 필자인 저에게는 그랬습니다. 무슨 근거로 요통 환자에게 근력강화운동을, 특히 척추기립근을 강화시키는 훈련을 시키고 있는지…. 저 스스로도 많은 고민을 했습니다.

수많은 사람들이 척추기립근 근력강화운동을 시키고 있고, 그 과정을 통해 환자가 낫고 있는 상황 속에서 혹시 내가 알고 있는 지식의 한계는 무엇이고, 내가 모르고 있는, 혹은 새로 발견된 과학적인 근거가 있는 건지 새로운 지식을 찾아보았고, 스스로도 깊은 사색을 해 보았습니다.

역시, 현재까지는 저의 이론적인 지식에 한계는 발견하지 못했습니다. 다만, 저를 제외한 다른 분들의 이론적인 지식이 저의 수준에 미치지 못한다는 것만 재확인하였을 뿐입니다. 이런 저의 도발적인 발언에 발끈하는 독자들도 계실 것이고, 책을 던져 버리는 독자도 있을 것입니다. 하지만 단 한 명이라도 필자의 강한 도발성 발언을 진지하게 고민하고, 현재 자신이 알고 있는 이론적인 지식이 잘못되었을 가능성이 있다고 사색을 하는 사람이 생길지도 모르겠습니다.

마지막으로 정리하겠습니다. 요통 환자의 척추기립근의 근력과 근파워 그리고 근지구력이 정상인에 비해 감소하는 것은 사실입니다. 요통 환자의 근력이 감소하는 것은 근위축 때문도 아니고, 원심성수축(대한민국 임상가들은 이 상태를 '이완성 긴장'이라고 합니다만, 원어도 출처도 없이 사용되고 있는 '이완성 긴장'이라는 용어를 누가 제일 처음 사용했는지 모르겠지만, 한국에서만 사용되는 용어임을 알려 드립니다. 이완과 긴장이라는 용어는 결합이 불가능한, 함께 사용할 수 없는 단어입니다) 때문도 아닙니다.

따라서 근육의 직경을 증가시키고자 시도하는 근력강화운동이나, 근육의 길이를 짧게 만들어서 안정 길이로 만들겠다는 구심성 수축운동 모두 인간의 상상 속에서 존재하는 비과학적인 상식입니다. 요통 환자의 근력이 감소하는 이유는 근육의 길이가 짧아져 있고, 굳어 있고, 뭉쳐 있기 때문입니다. 따라서 치료는 풀어야 합니다.

그렇다면 무엇으로 풀어야 할까요? 가장 빠른 것은 손입니다. 전기자극, 알약, 주사, 침, 근육이완제 등 많은 것들이 있지만, 그중에서도 가장 빠르고 가장 효과적인 것은 치료사의 손입니다. 그 손을 이용한 치료를 '도수치료'라고 합니다. 영어로는 'manual therapy'라고 합니다.

척추관협착증

'꼬부랑 할머니가~ 꼬부랑 고갯길을~
꼬부랑 꼬부랑~ 넘어가고 있네.'

어릴 적 자주 불렀던 노래입니다. 노인이 되면 으레 꼬부랑허리
가 되는 줄 알고 있던 시절이었습니다. 허리를 펴면 다리가 저리
고 걸어가면 다리가 아파서 앉아서 쉬어야 하고, 마냥 허리를 숙
이고 다닐 수 없으니 결국 지팡이를 짚게 되는 질환. 바로 척추관
협착증(Spinal Stenosis)입니다.

이번 주제 역시 난해한 주제입니다. 그 이유는 그 어느 누구도
'나이' 외에는 척추관이 협착되는 이유를 모른다는 사실 때문입니
다. 정형외과학 책에도 추간판탈출증에 비해 2분의 1도 되지 않는
정보만 제한적으로 언급되어 있는 정도입니다. 다시 한 번 강조하
지만, 질환의 원인을 거론할 때에는 그 원인을 제거하면 해당 질
환이 치유되는 원인이어야만 합니다. 이런 관점에서 본다면 일단

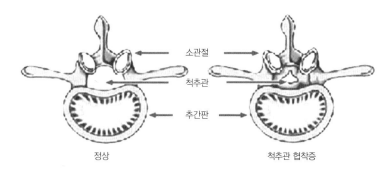

소관절

척추관

추간판

정상   척추관 협착증

[그림 9-1] 척추관이 협착되어 있는 모습(위에서 본 모습)

'나이'는 아니라는 겁니다. 나이가 아니라면 척추관협착증의 원인은 무엇일까요?

이 질환 역시 근육에서 그 원인을 찾아야 하는데요, 모든 질환은 '진행성'이라고 했던 저의 말을 기억하시나요? 허리에 나타나는 통증 혹은 질환은 비특이성 요통이 치료되지 않아서 나타난 진행성질환이라는 것입니다. 즉, 비특이성 요통이 해결되지 않으면 젊은 사람에게는 '추간판탈출증'이 생기고, 나이가 드신 분들에게는 '척추관협착증'이 생기는 것입니다.

척추관협착증이란 진단명에서도 알 수 있듯이, 뇌에서 내려와 허리까지 연결되어 있는 척수가 들어가 있는 공간인 척추관(spinal canal)이 퇴행에 의해 좁아진 것을 말합니다(그림 9-1).

[그림 9-2]에서와 같이 척추관이 좁아지면서 척수를 누르고 있는 모습을 볼 수 있습니다. 이렇게 되면 척수의 가장 바깥층인 경막(dura mater)에서 붙어 나오는 척추신경을 압박하기 때문에 다리

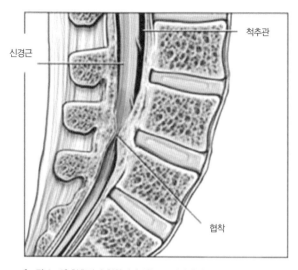

[그림 9-2] 척추관이 협착되어 있는 모습(옆에서 본 모습)

가 저리거나 힘이 빠지고, 걸을 때 다리가 아파서 앉아서 쉬어야 하는 증상이 나타납니다.

앞서 언급했듯이 척추관협착증의 두 가지 가장 큰 특징은 허리를 펼 때 아파서 숙이고 있으면 편해지는 증상(쇼핑카트증후군, shopping cart syndrome)과, 100미터도 걷지 못해서 앉아 쉬어야 하는 증상(신경성파행, neurogenic claudication)이 가장 큰 특징입니다.

[그림 9-1]과 [그림 9-2]의 모습이 척추관협착증 환자의 모습이라면 수술 없이는 치료할 수 있는 방법은 없습니다. 수술 없이 어떻게 좁아진 척추관을 넓힐 수 있다는 말인가요?

만약 수술을 하지 않고 손이나 혹은 다른 방법으로 퇴행에 의해 좁아진 척추관을 넓히는 치료가 가능하다고 한다면 그 사람은 사기꾼입니다. 보시다시피 뼈가 덧 자라서 척추관이 좁아져 있는 것을 어떻게 수술 없이 넓힐 수 있단 말입니까? 말이 안 됩니다.

그런데 아이러니한 것이 있습니다. 그것은 바로 척추를 수술하지 않고 많은 분들이 척추관협착증 환자를 치료해 내고 있다는 사실입니다. 그렇다면 어떻게 많은 환자들은 수술을 하지 않고도 치료가 될까요? 심지어 필자는 척추관협착증환자에 대해 완치가 된다고 말하고 있고, 꼬부랑허리라도 거의 다 바로 세울 수 있다고 말하고 있습니다. 이제부터 현재까지 알려져 있는 척추관협착증에 대한 설명들 가운데 무엇이 문제이며, 치료는 어떻게 가능한지 설명을 드리겠습니다.

척추관협착증이란 그림에서 보시다시피 척추관이 좁아진 것은 맞습니다. 하지만, 척추관협착증이 호발하는 부위는 요추4번과 5번 사이로 알려져 있습니다. 여기서 아이러니가 생기는 것입니다. 앞장에서 척수(spinal cord)는 요추 2번에서 끝난다는 해부학적인 진실을 꼭 기억하고 계시라고 말씀을 드렸는데요, 지금 필이 오시나요? 뭐가 문제인지?

맞습니다. 척추관협착증이 호발하는 요추 4번과 5번 사이에는 척수가 없다는 사실입니다. 설령, 요추 4번과 5번 사이의 척추관이 제아무리 좁아진들 압박받을 척수가 없다는 사실입니다. 요추 4번과 5번은 '마미총(cauda equina)'이라고 해서 신경다발들이 내려와 각각 추간공을 통해 빠져나간 다음 다리로 연결되어 있는 것이 척수의 해부학입니다[그림 9-3].

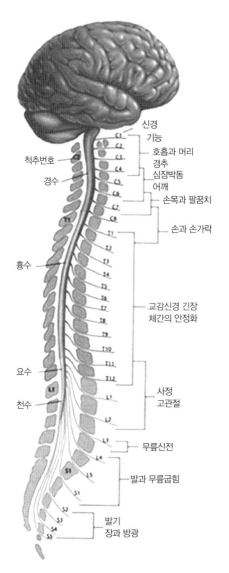

신경
기능

척추번호

경수

호흡과 머리
경추
심장박동
어깨

손목과 팔꿈치

손과 손가락

흉수

교감신경 긴장
체간의 안정화

요수

천수

사정
고관절

무릎신전

발과 무릎굽힘

발기
장과 방광

[그림 9-3] 척수의 해부학. 척수(spinal cord)는 요추 2번과 3번에서 끝나고(conus medullaris), 그다음부터는 마미총(cauda equina)이라는 말초신경이 척추관에 들어가 있다. 이들 말초신경은 각각 후외측에 있는 추간공을 통해 빠져나간 다음 다리를 신경지배한다.

척수액을 검사하기 위해 요추천자(lumbar puncture)를 하는 부위가 바로 요추 4번과 5번 사이입니다. 척추관 안에 들어 있는 척수액을 검사하기 위해 주사바늘을 삽입하는 부위입니다. 요추 4번과 5번에는 척수액만 있고 척수가 없다는 것을 현대의학은 이미 알고 있다는 방증입니다.

필자의 이런 설명에도 불구하고 아직 부족한 것이 있습니다. 필자의 주장이 사실이라면, 척추관협착증 환자들은 다리가 저리는 것과 같은 신경통증상이 없어야 하는데, 실제로는 그렇지 않거든요. 환자가 다리 쪽에 신경통을 호소하는 이유는 다리로 연결되는 신경이 어딘가에서 눌리고 있다는 사인입니다. 이 사실은 변하지 않습니다.

그렇다면 어디에서 눌린 것일까요? 일단 척추관은 아니라고 봤을 때 하나가 남습니다. 바로 척추신경이 빠져나오는 '추간공(intervertebral foramen)'입니다. 척추관에서 빠져나온 신경이 추간공을 통과할 때 좁아진 추간공에서 다리로 연결되는 말초신경이 압박을 받는 것입니다.

여기까지 이해가 되셨다면 이제 하나 남았습니다. 그렇다면 왜 추간공이 좁아지는지에 대해 알고 이해할 수만 있다면, 척추관협착증을 도수치료를 통해 해결할 수 있을 것입니다. 이제 그 진실을 말씀드리겠습니다.

추간공이 좁아지는 이유는 요통을 관통하는 하나의 진실, 골반의 전방경사와 요추전만 때문입니다. 요추가 전만될수록 척추의

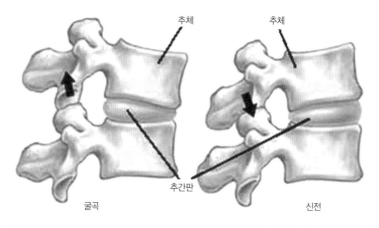

추체 추체

추간판

굴곡 신전

[그림 9-4] 추간공의 모습. 허리를 숙이면 추간공이 넓어지고(왼쪽), 허리를 뒤로 젖히면(요추전 만) 추간공이 좁아진다(오른쪽). 허리를 숙이는 자세는 일자허리와 같고, 위척추의 아래쪽관절면은 상방활주되면서 추간공이 넓어지고, 반대로 허리를 뒤로 젖히는 자세는 요추전만과 같고, 위척추 의 아래쪽관절면은 하방활주되면서 추간공은 좁아진다.

후외측에 있는 소관절면(facet joint)의 공간이 협소해집니다. 좀 더 정확하게는 위척추의 하관절면(inferior articular facet or surface)이 하방 활주(downward gliding)되면서 아래척추의 상관절면(superior articular facet or surface)을 압박하게 되고, 그 결과 두 관절면이 만나 이루는 추간공의 구멍이 협소해지는 것입니다. 이 관절을 싸고 있는 인대 를 '관절낭인대(capsular ligament)'라고 합니다.

이제 치료만 남았습니다. 그렇다면 이렇게 좁아진 추간공을 넓 히려면 어떻게 하면 될까요? 좀 더 정확하게는 하방활주되어 있는 소관절면을 상방활주되게 하려면 어떻게 해야 할까요? 그 답은 골 반의 전방경사와 요추전만을 정상화시켜 주면 됩니다. 그것은 바 로 굳어 있는 4개의 근육을 풀어 주면 되는 것입니다. 이해가 되시나요?

마지막으로 요추를 중립상태에서 교정을 시도하면 하방활주되어 있던 소관절면이 상방활주되면서 정복음과 함께 교정됩니다. 그리고 후만되어 있는 흉추를 교정하면 됩니다. 요추가 전만되어 소관절면이 하방활주된다면 흉추는 상방활주되어 약간 아탈구 상태가 됩니다. 흉추는 신전 방향으로 힘을 주면서 교정을 시도하면 상방활주되어 있던 흉추의 소관절면은 하방활주되면서 정복음과 함께 정복되는 것입니다.

하지만, 문제는 또 있습니다. 필자의 이런 설명이 모두 진실이라 하더라도 '대체 얼마 동안 혹은 며칠을 시도해야 하는가?'라는 문제가 남습니다. 단 한 번만의 근육이완과 교정만으로 좁아졌던 추간공이 원래의 모습으로 회복된다면 얼마나 좋겠습니까?

필자의 경험으로는 최소 1개월에서 최대 3개월 정도 소요됩니다. 하지만 저보다 더 빠르게 근육을 풀어낼 수 있다면 회복 속도는 더 빠를 것입니다. 반대로 필자보다 좀 늦게 근육을 풀어낸다면 회복 속도가 약간 더딜 뿐 언젠가는 회복되며, 모든 근육이 다 풀리면 완치된다는 진실은 변함이 없습니다.

요통뿐만 아니라, 모든 신경근골격계 질환은 근육으로 접근해야 한다는 것이 '근사슬이완술'을 창안한 필자의 흔들림 없는 주장입니다. 이들 4개의 근육 외에 추가적으로 풀어야할 근육에 대해서는 나중에 자세히 설명드리겠습니다.

인체를 둘러싸고 있는 600여 개의 골격근들은 각기 개별적으로 작용을 하지만, 또한 서로 유기적으로 연결되어 있기 때문에 전신 (whole body)을 보고 치료할 수 있는 안목이 있어야 합니다.

척추분리증과 전방전위증

    이 질환은 물리치료사들도 쉽게 접근하지 못하는 질환입니다. 다른 요통에 비해 흔히 접하는 질환이 아니라서 더더욱 그럴 가능성도 있습니다. 척추분리증은 선천성으로 알려져 있습니다. 더러 낙상과 같은 외부 충격에 의해서도 척추분리증이 생기기도 한다지만, 실제로는 불가능할 것 같습니다. 엉덩방아를 찧으면 노인층에게 호발하는 척추의 압박성골절이 될 가능성이 높지, 추체와 궁을 연결하는 'pedicle'이 분리될 확률은 그다지 높지 않다는 것은 쉽게 예측가능한 부분입니다.

    척추분리증은 젊을 때는 통증 없이 살지만, 나이가 들어서 흔히 발생하는 것으로 임상경험을 통해 알 수 있는데요, 척추분리증에서 척추전방전위증으로 진행된 환자들의 공통점은 대부분 비만형이라는 사실입니다. 이 말이 의미하는 것이 있습니다. 비만한 사람은 배가 나오는데, 배가 나온다는 것은 골반이 전방경사되어 있다는 것을 의미합니다. 골반의 전방경사는 요추가 전만된다는 의미인데, 요추가 전만될수록 분리되어 있던 척추체는 전방으로 이동하는 병진력(translatory force)이 증가하게 될 것임을 쉽게 상상할 수 있습니다.

필자는 척추분리증이나 척추전방전위증 환자라 하더라도 일반 요통 환자를 치료할 때와 똑같은 방식으로 치료합니다. 그 이유를 이제부터 말씀드리겠습니다.

척추가 분리되어 있기 때문에 환자를 치료할 때 주로 취하게 하는 자세인 엎드려 눕혀서 허리를 누르게 되면 전방전위증을 유발할 것이라는 막연한 생각에 엎드려서 환자를 치료하는 것을 굉장히 힘들어합니다. 하지만 분리된 추체를 전방으로 끌고 나가는 것은 골반의 전방경사와 요추전만이 될 때 가능합니다. 따라서 골반을 전방경사시키고, 요추를 전만시키는 4개의 근육이 수축하지 않는 한 분리되어 있는 추체는 전방으로 이동하지 않습니다.

이 말을 달리 해석해 보면, 골반을 전방경사시키고 요추를 전만시키는 4개의 근육이 굳어질수록 분리된 척추의 전방이동은 증가한다는 것을 예측할 수 있습니다. 따라서 이제까지 필자가 강조해 온 요통을 유발하는 4개의 근육, 즉 골반을 전방경사시키고 요추를 전만시키는 척추기립근, 요방형근, 광배근 그리고 장요근이 풀리는 만큼 전방으로 이동했던 추체는 뒤로 이동하게 될 것임을 예측할 수 있습니다.

따라서 환자를 엎드려 눕힌 채 허리를 누르면 분리된 추체가 계속 전방으로 이동할 것이라는 막연한 불안감을 갖지 않아도 된다는 점을 말씀드리고 싶습니다. 그리고 척추분리증을 갖고 계시는 환자분이라면 '언젠가는 척추전방전위증이 될 것이다'라는 막연한 불안감을 갖지 않으셔도 됩니다. 그리고 수술을 해야 한다는 두려움 또한 갖지 않으셔도 됩니다.

필자가 계속 강조해 온 요통을 유발하는 이유를 명확히 이해하시고, 골반이 전방경사되고 요추가 전만되지 않도록 관리를 하시면 됩니다. 골반을 전방경사시키고 요추를 전만시키는 것은 근육이며, 앞서 언급한 4개의 근육이라는 사실도 꼭 기억하십시오. 평소에 허리가 아프면 '아, 허리근육이 뭉치는구나!'라고 생각하시고, 4개의 근육이 굳지 않게 이완운동이나 스트레칭을 하시면 됩니다.

더 좋은 것은 지속적인 운동을 하십시오. 운동을 하면 척추에 압력이 가해져 분리된 척추가 전방으로 빠져나가지 않을까 두려워하지 않으셔도 됩니다. 조깅과 같은 운동을 하면 배에 힘이 들어가면서 척추를 바로 세우게 됩니다. 배에 힘이 들어가면 복압이 증가되고, 요추는 정상적인 만곡으로 만들어집니다.

오히려 배에 힘이 빠진 채 걸어 다니는 것이 더 안 좋습니다. 필자의 말에 의심이 들거든, 지금 당장 테스트를 해 보십시오. 빠르게 걷거나 혹은 살짝살짝 달려 보십시오. 이때 배에 힘이 들어가는 것을 느끼셔야 합니다. 이 상태와 배에 힘을 축 뺀 채 산책을 하듯이 걸어 보십시오. 어떤 운동을 했을 때 허리가 더 아픈지 명확하게 알 수 있을 것입니다.

분리된 척추가 전방으로 이동하는 이유는 골반이 전방경사되고, 요추가 전만되기 때문입니다. 이 자세가 바로 척추에 전방병진력을 가하는 것이지, 다른 이유는 없습니다.

이 글을 읽는 독자가 치료사라면 필자의 말을 명심하시고, 막연히 두려워하지 않으셔도 됩니다. 필자가 계속 강조해 왔던 4개의 근육을 흔들림 없이 풀어 나가시면 됩니다. 근육이 풀릴수록 증상은 개선됩니다. 다리 통증이 사라지거나, 걸어가는 거리가 멀어지는 등의 변화가 생기게 될 것입니다.

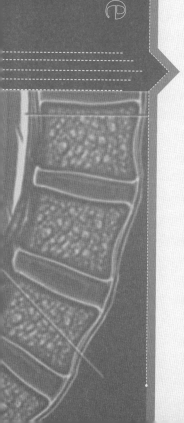

PART 02

어떻게
치료할 것인가

이번 장에서는 요통을 완벽하게 해결하
기 위해 어떻게 해야 하는지, 어떤 근육
을 풀어야 하는지에 대해 설명을 드리
겠습니다.

치료 효과는
어떻게 검증 가능한가?

필자는 골반을 전방경사시키고 요추를 전만시키는 4개의 근육이 풀릴수록 환자의 증상이 개선된다고 말씀드렸습니다. 그렇다면 나의 치료가 효과적이라면 그것은 어떻게 알 수 있을까요?

바로 다리 통증이 사라지기 시작합니다. 통증은 골반을 지나 허리로 올라오게 됩니다. 이러한 현상을 '중심화현상(centralization)'이라고 하는데요, 더러 환자분들 중에 이런 말씀을 하시는 분들이 계십니다.

"나는 다리만 아팠지, 허리는 안 아팠는데, 선생님한테 치료를 받고 나서 허리가 아파졌습니다."

왜 이런 일이 생길까요? 이것은 뇌가 통증을 인식하는 방법에서 그 이유를 찾을 수 있습니다. 즉, 인체의 여러 부위에서 동시다발적으로 통증이 생기면 뇌는 그 모든 통증을 동시에 인식하는 것이 아니라, 가장 강한 통증, 즉 가장 손상이 심한, 혹은 가장 근육이 많이 뭉친 부위의 통증만을 인식합니다.

치료가 효과적이라면 가장 손상이 심했던 부위의 근육이 풀리는 만큼 두 번째로 많이 굳은 부위의 통증을 인식하게 되는 것입니다. 따라서 환자와의 불필요한 오해를 방지하려면 치료를 시작하기 전에 중심화현상에 대해 설명을 드려야 합니다.

중심화현상과는 반대로 증상이 악화될 경우에는 허리 통증이 골반을 지나 다리 혹은 발끝까지 전달되기도 하는데요, 이러한 현상을 '말초화현상(peripheralization)'이라고 합니다. 저는 이렇게 안내해 드리곤 합니다.

"어머니, 만약 저의 치료가 효과적이라면 다리 통증이 사라지고, 허벅지나 골반 쪽에 통증을 느끼게 될 것입니다. 그리고 허리가 우리하게 아파질 것입니다. 그것은 치료가 잘되고 있다는 사인입니다. 하지만, 제 치료가 효과가 없다면 다리 통증이 사라지지 않을 것입니다."

물리치료사가 치료를 하고 있음에도 불구하고, 환자가 호소하는 다리 저림이나 감각 이상 혹은 근력 저하와 같은 말초화현상이 사라지지 않으면 '나의 치료는 효과가 없다'는 것을 의미합니다. 지금 당장 치료를 멈추거나 더 나은 전문가에게 환자를 보내야 할 것입니다. 이 글을 읽고 있는 분이 환자라면 이제 누가 전문가인지 스스로 판단할 수 있을 것입니다. 부디 현명한 판단하시기 바랍니다.

통증조절기전(pain control theory)에 대해 잠깐 말씀드리고자 합니다. 통증이라고 하는 것은 뇌가 인식하는 것입니다. 그리고 앞서 언급했듯이, 뇌는 가장 강한 혹은 역치가 가장 낮은 부위의 통증을 인식한다고 말씀드렸습니다. 즉, 목, 어깨, 등, 허리, 골반, 무릎, 발목이 모두 아픈 환자라 하더라도 이들 부위의 모든 통증을 동시다발적으로 인식하지 않고 순차적으로 인식합니다. 여기까지가 현대의학이 이야기하는 통증이론(pain theory)입니다.

저는 고민이 생겼습니다. "그렇다면 이러한 조절은 뇌가 스스로 판단하는 것인가? 즉, '나는 어깨 통증만 인식하고, 다른 부위에서 올라오는 통증은 인식하지 않을래.'라고 뇌가 스스로 판단하고 결정하는 것인가?"라는 의문이 생겼습니다. 제 고민의 결과는 '그렇지 않다'였습니다. '뇌는 우리가 생각하는 것만큼 그렇게 똑똑하지 않다.'라는 것이 제 고민의 결과였습니다.

뇌는 말초, 즉 손상된 조직에서 올라오는 모든 통증자극을 인식하는 것 같습니다. 손상된 조직에서 자율신경종말(free nerve ending)이 활성화되면 감각신경로 혹은 구심성신경로(afferent pathway)를 따라 상행하여 척수의 후근(posterior horn cell)에 1차 연접한 다음, 척추의 후외측으로 연결되어있는 외측척수시상로(lateral spinothalamic tract)를 지난 다음 시상(thalamus)이라고 하는 2차 종말에 연결됩니다.

그다음 3차 종말인 대뇌피질의 체성감각영역(somatosensory area)에

도달하면 뇌는 통증자극을 인식→통합→해석한 후 손상된 조직으로 운동신경을 내려 보내어 통증회피반응(pain withdrawal reaction)과 같은 다양한 반응을 유발하게 됩니다. 이 또한 현대의학이 밝혀낸 위대한 진실입니다.

인체에 동시다발적으로 발생한 조직손상의 결과로 자율신경종말이 활성화되면, 모든 통증자극은 척수의 후근신경절로 모두 1차 연접을 합니다. 그다음 뇌로 올려 보낼 통증과 차단시킬 통증이 결정되고, 그 결과를 바탕으로 하나의 통증, 즉 역치가 가장 낮은 통증을 올려 보내는 것입니다.

제가 이런 추정을 하게 된 것은 관문조절설에 따른 것입니다. 즉, 전도 속도와 관련이 있는데요, 손상된 부위에 손이나 전기자극과 같은 촉각자극을 가하면 통각보다 전도속도가 빠른 촉각신경이 척수후근에 먼저 도달하게 되고, 척수후근의 통증관문은 닫히게 됩니다. 그리고 예리한 급성기 통증과 우리한 만성통증이 동시에 존재할 경우 예리한 통증이 먼저 도달하고, 뒤늦게 들어오는 만성통증은 뇌로 전달되지 않는 것으로 알려져 있습니다.

이 말을 사실로 보고, '그렇다면 통증이 1차 연접되는 척수는 어디인가?'라는 고민이 시작되었습니다. 일단 요수(lumbar spinal cord)는 아니었습니다. 그 이유는 척추관협착증에서도 밝혔듯이 척수는 요추 2번과 3번 사이에서 끝난다는 사실에 근거한 것입니다.

저의 임상경험을 통해 추정이 가능한 부위는 바로 등입니다. 등 척수에서 관문 역할을 하는 것이 아닌가 하는 합리적인 의심을 갖게 되었는데, 그 이유는 모든 통증 환자들이 하나같이 등근육이 단단하게 굳어 있고, 척추가 교정이 되지 않는다는 것입니다. 시간이 지날수록 등근육이 풀리는 만큼 등척추가 교정이 되기 시작하고, 근육이 말랑해지는 만큼 교정도 자연스럽게 되고, 그럴수록 환자가 호소하던 통증도 사라지는 것을 임상을 통해 매번 경험하고 있기 때문에 이런 합리적인 의심을 하게 된 것입니다.

치료할 때 환자가 호소하는 부위가 어디이건 상관없이, 특히 요통 환자는 반드시 등근육을 풀고 교정해야 한다는 점을 강조하고 싶습니다. 뒤에 등장하는 "요통치료법: 근사슬이완술"에 요통을 치료하기 위해서 풀어야 할 근육들에 대해 설명해 놨습니다.

이러한 흉수(thoracic spinal cord)의 관문조절기능이 파괴되는 경우가 있는데요, 그렇게 되면 말초조직에서 발생한 모든 통증을 동시에 인식하게 됩니다. 이 질환을 '자율신경계실조증'이라고 합니다. 이 질환을 치료하기 위해서는 등근육을 풀고 교정을 통해 등에서 빠져나가는 척추신경의 흐름을 원활하게 해 주는 것이 일차적인 치료가 되어야 합니다.

한번 해 보십시오. 만성통증으로 고생하는 환자분이나, 혹은 여러 부위의 통증을 동시에 호소하는 환자가 있거든 꼭 등근육을 푸는 데 많은 시간을 할애하시고, 교정을 해나가다 보면 환자의 증상이 변하기 시작할 것입니다.

수술하지 않고 도수치료도 받지 않으면 어떻게 되는가?

추간판이 탈출되거나 파열되었을 때 수술을 하지도 않고, 제대로 된 도수치료를 통해 척추 내부의 압력을 빼 주지 않으면 어떻게 될까요? 혹시 다리가 마비되어 앉은뱅이가 되지는 않을까 걱정이 되시나요?

척추수술 하지 말라고 이야기하는 의사도 추간판탈출증으로 인해 다리가 마비증상이 있으면 수술해야 한다고 이야기합니다. 그리고 추간판이 파열된 환자는 그 즉시 수술을 해야 한다고 합니다. 허리가 많이 아파서 병원에 가면 거두절미하고 일단은 MRI를 찍자고 합니다. 의사가 찍자고 하는데, 환자가 간 크게 안 찍겠다고 하지는 못하죠.

MRI를 찍은 사진을 보여 주면서 디스크가 터졌으니 지금 당장 수술을 해야 하니 부모나 가족의 동의서를 받아 오라고 합니다. 이쯤 되면 환자는 고민이 시작됩니다. 의사가 수술을 해야 한다는데, 척추수술은 웬만하면 해서는 안 된다는 것쯤은 익히 들어서 알고 있지만, 정작 본인의 디스크가 파열되어서 수술해야 하는 상황이 닥치면 간이 작아지기 마련입니다.

추간판이 탈출되어 다리가 마비 증상이 있거나 혹은 섬유륜이 찢어지고 수핵이 터져서 흘러내렸다면 수술을 하는 게 맞을까요? 이 두 가지 모두 사실이 아닙니다. 극단적으로 이렇게 한번 생각해 보시죠. 추간판이 탈출되었는데, 수술을 하지 않으면 다리가 마비되어 영구장애가 생길까요? 그리고 수핵이 터졌다면 그 즉시 마비되고, 일어서지를 못하나요? 그러한 마비증상은 죽을 때까지 계속될까요?

그렇지 않습니다. 극단적으로 말씀드리면 추간판탈출증은 생명을 위협하는 질환이 아닙니다. 그리고 영구장애를 유발하는 질환도 아닙니다. 그러니 막연한 두려움은 갖지 마시기 바랍니다. 추간판이 탈출하면 통증이 심하기 때문에 움직이는 것을 줄이고, 휴식을 취하게 됩니다. 이 과정을 통해 굳어 있던 허리근육이 서서히 풀리게 됩니다. 반대로 통증이 심하기 때문에 배에 계속 힘을 주고 다니게 되어 일자허리로 변하게 됩니다.

척추관협착증도 마찬가지입니다. 협착증 환자는 꼬부랑허리가 되거나 혹은 일자허리가 됩니다. 수술을 한다고 해도 마찬가지입니다. 수술비용은 8백만 원에서 1천3백만 원까지 드는 걸로 알고 있습니다. 그렇게 많은 돈을 들여서 수술을 했다고 해도 재발률은 아주 높습니다. 재발하는 이유는 단 한 가지입니다. 굳어 있던 근육이 풀리지 않은 상태라 다시 재발하는 것입니다.

디스크수술도 마찬가지입니다. 밀려 나온 추간판이나 흘러내린 수핵을 레이저나 고주파 혹은 절제술을 한다고 해도 척추내압을 증가시킨 4개의 근육이 풀리지 않는 한 다시 재발하게 됩니다. 가끔씩 디스크수술한 지 10년이 지나도 재발하지 않는 경우도 있고, 수술 후 그 즉시 방사통이 사라지고 허리 통증이 사라지는 경우도 있습니다.

필자의 주장대로라면 굳어 있던 4개의 근육이 풀리지 않았음에도 불구하고 이러한 결과가 생길 수 있다는 것에 대한 설명이 부족할 수도 있겠다는 생각이 드시는가요? 그것은 바로 수술을 하기 위해 환자에게 사용하는 마취제와 근육이완제 때문입니다.

근육이완제로 인해 척추근육들이 이완되었기 때문에 환자의 증상이 좋아진 것 외에는 달리 설명할 수 있는 것이 없습니다. 수술을 하지 않는 물리치료사인 필자가 이런 결론을 맺은 것은 '척추명의'라고 소문난 이윤성 교수님의 책(『독수리의 손, 사자의 마음, 그리고 여자의 손』)에 이 부분이 언급되어 있기 때문입니다. 이 책을 읽는 독자분들 중에 추간판탈출증이나 척추관협착증으로 인해 수술을 고민 중이신 분들은 참고하시기 바랍니다.

그렇다면 수술은 만고의 적일까요? 그렇지도 않습니다. '오죽 아프면 수술을 할까?'라는 것이 저의 생각입니다. 통증을 참아낼 수 있다면 혹은 통증이 참을 수 있을 정도라면 굳이 수술을 하지 않아도 회복된다는 것을 말씀드리는 것입니다. 설사, 수술을 했다고 해도 굳어 있는 4개의 근육을 풀어야만 재발하지 않으니 몸을 자주 움직이시고, 허리근육이 굳지 않게 관리를 하시면 됩니다.

척추수술을 받은 환자들에게 흔히 듣는 말입니다.

"의사선생님이 허리를 많이 쓰지 말고, 조심하고, 잘 관리하라고 하셨습니다."

이 말이 환자에게 좀 애매하게 전달되는 것 같습니다. 수술을 한 환자가 몸을 잘 놀리지 않고, 매사에 조심하고, 제 딴에는 관리를 잘한다는 것이 결국에는 '잘 안 움직이는 것'이죠.

의사의 조언은 차치하고라도, 몸에 칼을 내는 순간 환자 스스로 심리적인 위축상태에 빠지게 됩니다. '혹시 재발하는 거 아닌가?'라는. 그래서 몸을 안 움직이게 됩니다. 그래서 몸이 자꾸 굳는 겁니다. 마취제와 근육이완제에 의해 풀렸던 근육이 다시 뭉치면서 재발하고 마는 겁니다.

이 글을 읽는 독자분들 중에 척추수술을 한 분이 계시다면 오늘부터라도 당장 몸을 움직이기 바랍니다. 테니스, 골프, 수영, 자전거, 달리기, 축구, 야구, 농구, 배구, 배드민턴, 탁구, 필라테스, 요가. 그 어떤 종목이라도 좋으니 운동을 하셔야 합니다. 편측운동은 안 좋나요? 그렇다면 편측운동이 아닌 운동은 대체 어떤 것인가요? 수영도 편측운동입니다. 특히 자유형은. 축구도 양쪽 발을 모두 사용하지는 않습니다.

앞에 열거한 운동 중 단 하나라도 좋아하거나 잘하지 못하거나 혹은 하기 싫거든 나이트클럽에 가서 춤이라도 추십시오. 이 말은 제가 환자분들게 직접 하는 말입니다. 몸을 움직이고, 땀을 흘려야 합니다. 그래야 근육이 풀리고, 혈액순환도 좋아지고, 아픈 허리도 낫게 됩니다.

밑져야 본전이니 한번 해 보십시오. 다만, 통증을 참아 가며 해서는 절대 안 됩니다. 통증이 있다는 것은 근육이 굳는다는 사인입니다. 그리고 운동을 한 다음 날 몸이 뻐근하면 하루나 이틀 쉬었다가 하시면 됩니다. 운동으로 디스크를 치료하겠다고 덤비지 마시고, 근육이 굳지 않게 관리하겠다는 생각으로 즐겁게 하고 싶은 운동을 하시면 됩니다.

치료 사례
: 참, 신비롭네요

　"안녕하세요. 진료기록부를 보니깐 디스크파열이라고 되어 있던데, 맞나요?"

　"네."

　"언제 파열 진단을 받으셨나요?"

　"2개월 정도 되었습니다."

　"그러셨군요. 디스크가 파열되면 골반과 다리 쪽에 번개가 치는 듯한 통증이 생기는데, 그렇지 않으셨어요?"

　"처음엔 그랬는데, 이제는 많이 좋아진 편입니다."

　"일어서서 허리를 한번 숙여 보시겠습니까?"

　환자가 자리에서 일어나서 필자가 보는 앞에서 허리를 숙이는데, 생각했던 것보다는 허리가 잘 숙여지는 것이 의아했습니다.

　"어, 잘 숙여지네요. 조금만 더 숙여 보세요."

　환자는 필자가 시키는 대로 통증을 견딜 수 있는 만큼 허리를 숙였습니다.

"90도는 안 되어도 어느 정도는 되는군요?"

"이것도 많이 좋아진 겁니다."

"디스크가 터지면 바로 수술을 하는데, 수술은 안 했습니까?"

"시술을 1번 했습니다."

아마, 터져서 흘러내린 수핵을 레이저나 고주파로 녹이는 수술을 했을 것입니다.

"환자분의 디스크가 왜 터졌다고 생각하세요?"

"…."

사실, 필자의 이 질문에 그 어떤 답이라도 하는 사람을 쉽게 만날 수 있는 것은 아닙니다. 단 한 번도 고민해 보지 않은 질문이기 때문일 겁니다. 그냥 터졌으니 수술을 하는 것이죠. 찢어졌으면 기워야 하고, 부러졌으면 붙이는 수술을 하는 것이지, 왜 터졌을까를 고민하는 사람은 거의 없습니다.

"지금부터 디스크가 왜 터졌는지 설명을 드릴게요. 잘 기억하세요."

치료실에 있는 인체 전신 모형 앞에 서서 설명을 시작했습니다.

"디스크가 밀려나오는 이유는 여기 보이는 척추 내부에 비정상적인 압력이 증가되기 때문입니다."

"…."

대부분의 환자들은 생판 처음 듣는 설명에 어리둥절해합니다. 본인들이 이제껏 알아 왔던 원인은 잘못된 자세나 생활습관, 비만, 나이 이런 것이었으니, 보도 듣도 못한 생뚱맞은 설명을 이상

하게 생각하는 것이죠.

"척추에 압력이 증가하는 이유는 이렇게 연결되어 있는 근육들이 굳기 때문입니다."

네 개 근육의 부착점과 힘의 방향에 대해 설명을 하고, 이들 네 개의 근육이 굳을수록 골반이 전방경사되고, 요추가 전만되는 이유에 대해 설명드렸습니다.

"저는 굳어 있는 이 네 개의 근육을 풀어 나갈 겁니다. 환자분은 허리근육이 굳지 않게 하시면 됩니다."

"어떤 운동이 좋을까요?"

이런 질문을 받으면 좀 난감합니다. 간단한 스트레칭을 가르쳐 주면 그걸 한두 시간씩 하는 경향이 있는데요, 그럴 경우 과자극에 의해 다시 근육이 뭉치는 일이 빈번합니다. 그래서 필자는 운동법을 잘 가르쳐 주지 않습니다. 다음은 필자가 환자에게 자주 하는 말입니다.

"환자분은 근육이 뭉치지 않게 관리를 하십시오. 근육이 뭉치면 허리나 골반이 우리하게 아파 옵니다. 어깨나 목이 우리하게 아파질 수도 있습니다. 어느 부위건 상관없이 우리하고 묵직한 통증이 느껴지면, '아, 내 근육이 뭉치고 있구나!'라고 생각하시고 자세를 바꿔 주십시오. 근육이 잘 굳는 자세는 주로 앉아 있을 때입니다. 물론 서 있거나 환자분처럼 쪼그려 앉아서 장시간 일을 해도 마찬가지입니다. 앉아서 일을 할 때 허리가 아프면 일어나시면 되고, 서 있을 때 아프면 앉으면 됩니다. 쪼그려 앉아서 일을 할 때도 마찬가지입니다. 그 어떤 일이나, 그 어떤 운동을 해도 상관없습니다만, 통증을 참아 가면서 해서는 안 됩니다. 통증이 생긴다는 것은 근육이 굳는다는 사인입니다. 굳은 근육이 우리하게 아플 수도 있고, 근육이 굳으면서 척추를 압박한 결과 디스크가 탈출해서 아플 수도 있습니다. 어쨌거나 근육이 원입니다."

환자분은 의외로 집중을 잘하고 있었습니다. 젊은 사람일수록 필자와 대화가 잘되는 편입니다. 연세가 드신 분들과는 이런 대화가 잘 이뤄지지 않을 뿐만 아니라, 아예 들으려고도 하지 않는 분들도 흔합니다. 허리가 아픈 이유야 나이가 들어서 많이 써서 그렇다는 걸 누구보다 잘 알고 있습니다. 그게 잘못된 지식이라는 것은 단 한 번도 생각해 보지 않은 채 말입니다. 환자분들의 머릿속에 이런 잘못된 지식을 심어 준 사람이 누구입니까? 바로 의사와 물리치료사가 아닙니까? 그러니 누굴 욕할 일도 아닙니다.

환자분들 중에는 십수 년 전의 이야기부터 시작하는 분들도 계십니다. 자신이 여러 병원을 다니면서 어깨너머로 배운 지식으로 나를 가르치려고도 합니다. 자신의 몸은 누구보다 자신이 잘 알고 있는데, 더 이상 무슨 이유가 있을까 싶은 모양입니다. 내 치료를 신뢰하지 못하는 환자에 대해서는 필자 또한 단호합니다.

또, 필자를 주물러 주는 마사지사 정도로 오해하는 경우도 많습니다. 치료 시간이 짧은 것에 불만을 가지는 분들도 계십니다. 경락마사지는 1시간을 해 준답니다. 이런 분들을 만나면 참 답답합니다. 이해는 되지만, '아직은 그렇게 통증이 고통스럽지 않은 분이구나~'라고 애써 내 자존심을 달래곤 합니다.

"치료는 누가 더 빨리, 더 효과적으로 뭉친 4개의 근육을 푸느냐의 싸움입니다. 환자분이 수술을 하고 나서 증상이 많이 개선된 이유는 수술 당시에 사용했던 마취제와 근육이완제로 인해 굳어 있던 허리근육이 풀렸기 때문입니다. 원인이 아닌 결과물인 디스크를 잘라 내는 수술을 했기 때문에 아무런 효과가 없어야 함에도 불구하고 증상이 처음보다 개선된 이유는 바로 근육이완제에 의해 근육이 풀렸고, 그만큼 척추내압이 감소한 것 외에 다른 것으로는 설명이 불가능합니다. 설령, 다리신경을 누르고 있던 수핵을 제거했다 하더라도 척추에 압력을 가하는 인자는 그대로 남아 있기 때문에 굳어 버린 근육을 풀지 않으면 반드시 재발하게 됩니다."

"…."

"몸 상태가 좋아지면 통증은 허리로 올라갑니다. 이것을 '중심화현상'이라고 합니다. 반대로 상태가 안 좋아지면 통증은 현재 느껴지는 허벅지를 지나 장단지와 심하면 발가락까지 느껴질 겁니다. 이 상태를 '말초화현상'이라고 합니다. 이제부터 치료를 시작하겠습니다. 신발을 벗고, 테이블에 엎드려 누우시면 됩니다. 만약 제 치료가 효과적이라면 통증은 허벅지와 골반을 지나 허리로 올라올 것입니다. 허리가 우리하게 아프면 치료가 잘되고 있다고 생각하시면 됩니다. 반대로 제 치료가 효과가 없다면 골반과 허벅지 통증이 사라지지 않거나, 오히려 통증은 장딴지나 발가락 쪽으로 전달될 것입니다. 만약 그렇다면 제 치료를 멈춰야 합니다. 아니면, 다른 전문가를 찾아가야 할 것입니다. 그것은 환자분이 판단하시면 됩니다."

"아, 그렇군요. 네, 알겠습니다."

치료를 시작했습니다. 필자는 환자의 굳어 있는 근육의 정도를 보고 치료 기간을 먼저 알려 드립니다.

"어, 디스크파열환자 치고는 그렇게 많이 굳어 있는 것은 아니네요. 빠르면 한 달, 늦어도 2개월이면 끝날 것 같습니다."

허리와 등, 어깨, 목을 지나 반대편 목, 어깨, 등, 허리를 지나 골반과 장딴지를 치료합니다. 그다음 반대편 장딴지, 골반, 허리를 치료하는 것으로, 총 2회 왕복했습니다. 웅크린 자세에서 골반과 척추근육을 풀었습니다. 바로 눕혀서 허리를 돌려 골반과 다리근육을 스트레칭한 다음, 옆으로 눕혀서 다시 골반과 허리, 등과 어깨를 치료했습니다. 반대편도 똑같이 치료한 다음 목을 치료했습니다. 근육이완이 끝난 다음 경추를 교정했고, 침대에 양반다리로 앉힌 다음 등과 허리척추를 교정했습니다. 치료 시간은 20분 소요되었습니다.

"이제 일어나 보세요."

신발을 신고 일어난 후 허리를 숙이고 돌리면서 허리를 움직이는 환자의 모습을 보면서 질문합니다.

"좀 어떠세요?"

"몸이 아주 가벼운데요. 신비롭네요."

"근육이 풀리는 만큼 몸은 계속 가벼워질 것입니다. 언젠가는 달리게 될 것입니다. 시간이 날 때마다 오시면 됩니다. 최소 일주일에 3번, 최대 2달간 치료를 받는다고 생각하십시오. 만약 치료를 받지 않으면 오늘 풀어놓은 근육은 다시 뭉칩니다. 그때 다시 허리가 우리하게 아파질 것입니다. 근육이 다 풀리고 나면 모든 통증은 사라집니다."

"근데, 제가 사는 곳이 거제도라서 자주 올 수가 없습니다."

"네? 거제도라고요?"

"네."

"그 먼 데서 왜 진주까지 오셨어요?"

"수술하고 어디가 좋을까 찾아보다가 박사님을 알게 되어 찾아오게 된 것입니다."

"그러셨군요. 그나마 저를 만나서 다행이네요. 그러시다면 오늘 저와 한 얘기를 잘 기억하시고, 평소에 생활하시면 됩니다. 통증이 생기면 자세를 바꿔 주고, 근육이 뭉치지 않게 하며, 운동을 하되 다만 통증이 생기기 전까지만 하십시오. 그리고 환자분 스스로 디스크를 치료하겠다는 생각은 하지 마시기 바랍니다. 몸이 풀리는 만큼 증상은 좋아질 것입니다. 가장 좋은 것은 치료를 받는 것이니, 시간 날 때마다 치료를 받으러 오십시오."

　허리가 아파서 숙이지 못하는 환자에게 치료사가 허리 숙이는 운동을 시키면 허리가 숙여질까요? 어깨가 아파서 스스로 팔을 올리지 못하는 환자에게 치료사가 억지로 어깨를 올리는 운동을 시키면 어깨가 올라갈까요? 무릎이 굽혀지지 않는 환자에게 치료사가 억지로 무릎 굽힘 운동을 시키면 무릎이 굽혀질까요? 팔꿈치가 아파서 안 굽혀지는 환자에게 치료사가 억지로 굽히는 운동을 시키면 팔꿈치가 굽혀질까요? 손발가락도 그럴까요?

이렇게 해서 치료가 된다면 치료는 정말 쉬울 겁니다. 만일 관절을 억지로 움직이게 되면 내부조직은 계속 찢어질 것입니다. 관절을 지나는 근육이 풀리는 만큼 관절은 스스로 움직여지는 것이죠. 이 단순한 원리를 모르니, 환자는 치료를 받는 내내 아파 죽겠다고 비명이고, 치료사는 환자에게 '참으라'는 소리만 반복할 뿐입니다.

치료를 끝내고 나가면서 필자에게 90도 인사를 하면서 한마디 합니다. 대부분은 "감사합니다."라고 인사를 하는데요.

"참, 신비롭네요."

요통치료법
: 근사슬이완술

　필자가 책의 전반에 걸쳐서 요통을 유발하는 원인은 골반을 전방경사시키고, 요추를 전만시키는 4개의 근육이라고 주구장창 강조해 왔습니다. 이 네 개의 근육이 굳을수록 척추내압을 증가시키고, 척추내압은 압력균형을 맞추기 위해 증가된 내부압력은 척추의 후외측공간인 추간공으로 빠져나오면서 수핵이 섬유륜을 찢고 나오는 것이 추간판탈출증이라고 말씀드렸습니다.

　그리고 척추관협착증은 이들 네 개의 근육이 굳으면서 요추를 전만시키게 되고, 그 결과 추간공의 공간이 좁아지면서 척추신경을 누르는 질환이라고 설명드렸습니다. 그리고 척추전방전위증은 이들 네 개의 근육이 굳으면서 요추가 전만될수록 분리되었던 척추가 계속 전방으로 밀려 나가는 질환이라고 말씀드렸습니다.

　따라서, 비특이성요통, 추간판탈출증, 척추관협착증 그리고 척추전방전위증은 각기 다른 바이러스가 침투해서 유발된 단일질환이 아니라, 골반을 전방경사시키고 요추를 전만시키는 4개의 근육이 풀리지 않고 계속 굳어진 결과라는 것이 핵심입니다.

4개의 근육이 적게 굳어서 풀리지 않는 상태가 비특이성 요통이며, 4개의 근육이 단단하게 굳어 있는 상태가 되면 젊은 사람은 추간판탈출증으로 진행하며, 중년 이후에는 척추관협착증이 되는 것이며, 척추분리증이 있었던 환자는 척추전방전위증으로 진행되는 것이라고도 말씀드렸습니다.

이렇게만 보면 요통은 참 치료하기 쉬운 질환이라고 이해하기 쉽습니다. 하지만 말이 쉽지, 여간 힘든 게 아닙니다. 이들 4개의 근육을 완벽하게 풀어내는 것도 힘들지만, 전문가라면 몸을 전체로 볼 줄 아는 안목이 있어야 하는데요, 이제부터 요통을 완벽하게 치료하는 데 필요한 주요 근육에 대해 설명드리겠습니다.

이 책을 읽는 독자분들 중에 많은 분들은 어쩌면 병원에서 근무하는 전문가들일 것입니다. 따라서 그분들의 주요 관심은 자가운동이나 예방법이 아니라 치료법일 것입니다. 요통을 비롯한 인체의 약 60여 개 신경근골격계 질환을 손으로 치료하는 법에 대해서는 내년쯤 발간될 예정인 『근사슬이완술』이라는 치료서를 참고하시기 바랍니다.

자, 이제부터 요통을 완벽하게 해결하기 위해 어떻게 해야 하는지, 어떤 근육을 풀어야 하는지에 대해 설명을 드리겠습니다.

모든 요통 환자의 치료 타깃은 골반을 전방경사시키고 요추를 전만시키는 척추기립근, 요방형근, 광배근 그리고 장요근입니다. 이 진실은 변하지 않습니다. 하지만, 인체의 몸을 감싸고 있는 약

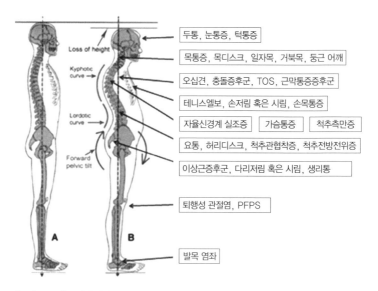

두통, 눈통증, 턱통증

목통증, 목디스크, 일자목, 거북목, 둥근 어깨

오십견, 충돌증후군, TOS, 근막통증증후군

테니스엘보, 손저림 혹은 시림, 손목통증

자율신경계 실조증   가슴통증   척추측만증

요통, 허리디스크, 척추관협착증, 척추전방전위증

이상근증후군, 다리저림 혹은 시림, 생리통

퇴행성 관절염, PFPS

발목 염좌

[그림 15-1] 골반의 전방경사로 유발되는 인체의 여러 질환들.

600개의 골격근은 개개별로는 단독의 근육으로서 단독으로 힘을 내는 구조이지만, 실제로는 끊어져 있으면서 서로서로 연결되어 있다는 사실입니다.

이제부터 사고를 조금 더 확장시킬 필요가 있습니다. 인체의 근육은 서로 연결되어 있다는 사실은 이미 알려져 있는 진실입니다.

먼저, 장요근입니다. 장요근은 요추 1~5번 횡돌기에서 시작하여 골반 앞쪽을 지난 다음 대퇴골의 안쪽에 있는 소전자에 붙어 있는 근육입니다. 이 근육은 대퇴골을 들어 올려 고관절을 굴곡시키고 외회전시키는 작용을 합니다. 골반뒤쪽에 있는 이상근 역시 장요근과 마찬가지로 고관절외회전 작용을 합니다. 발을 지면에 디딘 채로 장요근이 수축하면 고관절이 외회전되며, 하퇴는 그대로 있지만 실제로는 대퇴골에 비해 상대적으로 내회전을 합니다.

무릎관절이 신전에서 굴곡으로 전환될 때 가장 중요한 근육이 오금근입니다. 오금근은 잠금해제근육(unlocking muscle)이라고 알려져 있습니다. 하퇴의 내회전에 의해 발목은 내반(inversion)되는데요, 발목을 내반시키는 근육은 전경골근과 후경골근(tibialis anterior and posterior)입니다. 자, 여기까지만 해도 풀어야 할 근육들은 많습니다. 장요근, 이상근, 오금근, 전경골근과 후경골근입니다.

요방형근을 한번 보시죠. 요방형근은 골반의 장골능에서 기시하여 요추 1~5번 횡돌기와 12번 늑골에 붙어 있는 근육입니다. 골반을 거상시키는 동시에 한쪽만 수축하면 그 쪽으로 요추를 휘어지게 하는 근육입니다. 골반에는 중둔근을 비롯한 둔근들이 붙는 위치입니다. 이 둔근은 외측에 있는 대퇴근막장근과 함께 고관절을 외전시키는 작용을 합니다. 따라서 요방형근, 둔근(특히, 중둔근), 대퇴근막장근을 풀어야 합니다.

척추기립근은 두개골과 경추에서 시작하여 24개 척추를 지나 골반과 장골에 붙어 있는 근육입니다. 척추기립근의 모든 근육을 풀어야 합니다.

광배근은 겨드랑이에서 견갑골 외측면을 지나 척추를 따라 내려오면서 골반까지 연결되어 있습니다. 이 근육 전체를 풀어야 합니다.

요추가 전만되면 흉추는 후만되며, 목은 앞쪽으로 빠지는 거북목이 됩니다. 거북목 환자는 어깨가 거상되어 있습니다. 이것은 상승모근과 견갑거근이 굳어 있다는 증거입니다. 따라서 상승모근, 견갑거근, 견갑골의 안정화에 관여하는 능형근, 목뒤쪽에 있는 목과 두개골을 움직이는 자잘한 근육들, 앞쪽에 있는 사각근과 흉쇄유돌근을 풀어야 합니다.

대흉근은 굳이 풀지 않아도 됩니다. 거북목 환자들은 어깨가 앞쪽으로 회전을 하고 있는데, 이 모습에 대해 대흉근이 당기고 있다고 생각을 하시는데 실제로는 그렇지 않습니다. 상승모근과 견갑거근이 굳으면 어깨는 거상되고, 상완골이 내회전됩니다. 따라서 상승모근과 견갑거근이 풀리는 만큼 거북목도 좋아지고, 움츠린 어깨를 하고 있는 상완골의 내회전도 회복됩니다.

마지막으로 경추를 교정합니다. 그다음 흉추와 요추를 교정합니다. 이 과정은 20분 정도 소요되며, 증상에 따라 최대 3개월 소요됩니다. 말이 쉽지, 요통을 손으로 해결한다는 것은 어쩌면 불가능에 가까운 일일런지도 모릅니다. 하지만 이 원리를 가슴속으로 받아들이고, 단 한 치의 흔들림도 생기지 않는다면 모든 요통을 100% 완벽하게 치료할 수 있게 될 것입니다.

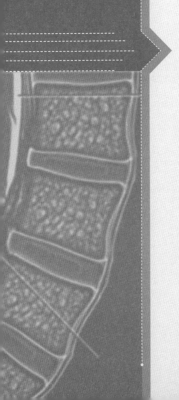

b a c k a c h e

PART 03

현장 칼럼

수록된 글들은 저자가 운영하는 밴드에
작년 한 해 동안 근사슬이완술에 관해
올린 칼럼을 모은 것입니다.

밴드   근사슬이완술

어떤 자세로
자는 게 좋나요?

치료를 다 받고 나가시던 환자가 제게 묻습니다.

"선생님, 하나 물어볼게요."

"네, 물어보세요."

"잠잘 때 어떤 자세로 자는 게 좋나요?"

"어머니 편할 대로 주무시면 됩니다."

"그렇게 무성의한 답변이 어디 있어요?"

"그럼, 어떻게 주무시는 게 좋을까요?"

"잠잘 때 추천하는 바른 자세 같은 건 없나요?"

"네, 없습니다. 어머니가 편안한 자세로 주무시면 됩니다. 옆으로 눕든, 베개를 안고 자든, 안 베고 자든, 다리 사이에 베개를 끼우고 자든, 엎드려 자든 상관없습니다. 어머니가 가장 편한 자세로 주무시면 됩니다. 바른 자세로 누워서 자면 목이 나을까요? 그럼 바른 자세를 유지할 수 있는 틀을 만들어서 8시간 동안 시체처럼 누워서 주무시면 목이 나을까요?"

나의 설명이 시작되자 어머니는 꿀 먹은 벙어리가 되어 버린 듯 아무런 말씀도 없이 나의 이야기에 집중하는 눈치입니다.

"어머니, 8시간 동안 꼼짝 못하고 누워 있으면 죽습니다. 목과 어깨뿐만 아니라 온몸의 근육이 다 굳기 때문에 통증이 더 심해집니다."

"…."

"그러니 앞으로는 좋은 자세가 뭐냐는 소리는 하지도 마세요. 아시겠죠?"

"선생님, 그러면 저는 잘 때 팔을 머리 위로 올리고 자는데, 그 자세도 괜찮은가요?"

"당연하죠. 심장에서 펌핑된 혈액이 흉골까지 올라온 다음 쇄골 위를 지나 다시 쇄골 아래로 내려와서 겨드랑이를 통과한 다음 팔 뚝으로 혈관이 연결되어 있는데…."

치료실에 세워 둔 전신 모형을 앞에 두고 설명해 드렸습니다.

"어머니는 쇄골 위에 있는 사각근이 뭉쳐 있기 때문에 그 부위에서 팔로 내려가는 혈관이 막히기 때문에 자연스럽게 팔을 머리 위로 올리고 주무시는 겁니다. 그 이유는 팔을 내리면 팔이 저리는 등 불편하기 때문에 자연스럽게 나오는 현상입니다"

"네, 알겠습니다."

"어머니, 그리고 팔을 내리고 잠을 자는 사람은 쇄골 밑에 있는 소흉근이 굳어 있어서 혈관을 누르고 있어 뭔가 불편하기 때문에 팔을 내리고 자는 거예요. 그런 분은 오히려 팔을 머리 위로 올리면 불편합니다.”

“네.”

“아직도 제 설명이 성의가 없게 들리세요?”

“아뇨, 설명을 듣고 보니 이해가 되네요.”

“네, 어머니, 잠잘 때는 편한 자세로 주무시면 됩니다. 불편하면 몸을 비틀거나 자세를 바꿔서 편안한 자세를 찾아서 주무시면 됩니다. 누웠을 때 목이나 몸이 불편하다는 것은 근육이 뭉치거나 어떤 부위에서 혈관이나 신경이 눌린다는 사인입니다. 어쨌거나 어머니는 불편한 자세를 피하시고 편한 자세로 주무시면 됩니다. 아시겠죠?”

“네.”

“그리고 치료는 제가 합니다. 베개로 치료될 몸이었다면 병원에 오지도 않았겠죠? 치료가 끝나면 모든 게 다 해결될 겁니다.”

실제로, 고침단명이라고 해서 베개가 높으면 빨리 죽는다고 합니다. 베개는 높이가 높지만 않으면 됩니다. 일자목 환자는 경추 만곡을 만들어 주기 위해 목 아래에 목침을 베고 자는 게 좋다는 둥, 기능성 베개로 목의 커브를 만들어 주는 것이 좋다는 둥 허무맹랑한 소리를 들을 때마다 갑갑한 마음이 듭니다.

일자목이나 거북목 환자는 오히려 베개를 베지 않는 게 더 편하며, 베개가 약간 높은 게 좋을 수도 있습니다. 환자가 가장 편안한 높이의 베개를 찾아서 스스로 선택할 문제이지, 물리치료사가 일괄적으로 베개의 높이를 정해 줄 일은 아닙니다.

도수치료는 며칠마다
받는 게 좋을까요?

치료를 마친 후 환자분이 묻습니다.

"선생님, 언제 또 올까요?"

"자주 오세요."

"며칠에 한 번 오면 되나요?"

"시간 나실 때마다 자주 오시면 됩니다. 매일매일 올수록 가장 빨리 낫습니다."

"헉, 시간이 안 되는데…."

라면서 우물쭈물합니다. 이런 환자들에게 필자는 단호하게 말합니다.

"그러면 낫지 않습니다."

"…"

"돌처럼 굳어 있는 근육을 풀어 나가야 하는데, 오늘 도수치료를 해서 뭉친 근육을 풀고 척추를 교정했다 해도 하루 이틀 지나면 다시 굳습니다. 그때 다시 통증이 생기기 시작합니다. 그래서 풀어놨던 근육이 다시 뭉치기 전에 치료받는 것이 제일 좋습니다. 그리고 통증이 완전히 없어질 때까지 치료를 계속하는 것입니다."

"다른 곳에서는 일주일에 한 번씩만 했습니다만….."

"그러니 안 나았던 겁니다. 일주일에 1회 치료하면 풀렸다가 굳었다가 계속 반복되기 때문에 증상이 호전되지 않는 것입니다."

"잘 알겠습니다. 예약은 따로 안 해도 되나요?"

"네, 예약은 따로 안 받습니다. 오시는 순서대로 치료해 드립니다. 약 1시간 정도 여유를 갖고 오시면 됩니다."

"네, 알겠습니다."

도수치료를 일주일에 혹은 1개월에 몇 회를 받는 것이 좋을까요? 이 질문은 도수치료사마다 다양하겠지만, 필자는 매일매일 치료하는 것이 가장 빠르게 환자를 회복시킬 수 있는 방법이라고 생각합니다. 어쩌면 하루에 2회를 하는 것이 더 빠르며, 치료 시간을 늘리면 늘릴수록 더 빠르게 회복시킬 수 있습니다.

환자 1명을 부여잡고 VIP 고객처럼 집중치료를 할 수 있는 임상 환경이 아니기 때문에 대략 15~20분 정도 치료를 하고 있습니다. 치료에 확신을 갖고 하는 필자의 치료와 비교했을 때, 치료에 대한 혹은 완치에 대한 확신 없이 시간만 무한정 늘린다 한들 환자의 회복 속도는 비례하지 않을 것입니다.

병원에 오는 사람의 90%는
운동을 전혀 하지 않는다

"혹시, 하시는 운동이 있으신가요?"

"아뇨."

"어머니, 물리치료를 받으러 오는 사람들의 특징이 뭔지 아세요?"

"…."

"물리치료를 받으러 오는 사람의 90%는 아예 운동을 하지 않는 사람들입니다."

"…."

"그리고 병원에 오는 사람들의 성비는 여자가 70%입니다. 그 이유가 뭘까요?"

"음…. 자세? 습관? 임신?"

"그렇게 생각하시면 해결할 수 있는 게 아무것도 없습니다. 원인을 수정하면 결과가 바뀔 수 있는 원인을 생각해 보세요."

"글쎄요. 잘 모르겠네요."

"활동성과 관련이 있습니다."

"네?"

"여자보다 남자들이 통상적으로 많이 움직이고, 몸을 많이 사용하기 때문에 근육이 굳어 있더라도 움직임으로써 굳었던 근육이 풀리는 것입니다."

"…."

"혹시 좋아하는 운동이 있으세요?"

"아뇨."

"그 어떤 운동이라도 좋으니 운동을 하십시오. 가장 좋은 것은 발을 지면에 딛고 하는 운동입니다. 축구, 야구, 배구, 농구, 배드민턴, 테니스 중에서 어떤 걸 할 줄 아세요?"

"…."

"하시는 운동이 없으시면 춤이라도 추러 가세요. 여자들이 할수 있는 마땅한 운동이 없습니다. 조깅을 하는 게 좋지만, 혼자서 하는 운동은 오래 못합니다. 운동클럽에 가입해서 할 수 있는 운동이 있어야 합니다. 골프나 자전거도 좋습니다. 운동을 하지 않는 것보다는 낫습니다. 그 어떤 운동이라도 하셔야 합니다."

병원에 오는 사람의 90%는 운동을 전혀 하지 않는 사람이며, 나머지 10%는 운동을 너무 많이 한 사람입니다.

근육이 굳지 않게 관리할 것

젊은 30대 중반의 여성을 치료하던 중에 있던 일입니다.

"요즘 살이 많이 쪄서 허리가 많이 아픕니다."

"살이 찌면 허리가 아플까요?"

"그렇지 않나요?"

"그렇지 않습니다. 살이 쪄서 허리가 아프다면 물리치료실에 누워 있는 사람들 모두 뚱뚱한 사람이어야 하는데, 보시다시피 죄다 날씬한 사람들입니다."

"… ."

"허리가 아픈 것은 살이 쪘느냐 아니냐가 아니라, 허리 근육이 굳어 있느냐 굳어 있지 않느냐의 차이입니다. 나이가 어려도 근육이 굳어 있으면 병원에 오고, 나이가 들어도 허리가 굳어 있지 않으면 병원에 오지 않습니다. 평소에는 근육이 굳지 않게 관리를 하십시오."

"근육이 굳는 것은 어떻게 알 수 있나요?"

"근육이 굳으면 뻐근한 통증이 생깁니다. 그 부위가 허리든, 골반이든, 어깨든, 목이든 그 어떤 부위에 통증이 나타나더라도 '해당 부위의 근육이 굳는구나'생각하시고 자세를 바꿔서 통증이 사라지게 관리하시면 됩니다."

"근육을 풀 수 있는 운동은 따로 없나요?"

"네."

"…."

"혼자서 할 수 있었으면 병원에 오셨겠습니까? 치료는 제가 합니다. 어머니는 근육이 굳지 않게 관리하시면 됩니다. 꼭 운동을 하시고 싶으시면 땀을 흘리는 운동을 하십시오. 몸에 쉰내가 날 정도로 운동을 하십시오. 운동을 하면 몸에 열이 나고, 땀이 흐르면서 노폐물도 빠져나오고, 근육이 말랑말랑해지면서 풀립니다."

사실, 스트레칭을 하라고 가르쳐 주면 스트레칭을 운동처럼 합니다. 한 번 할 때 1~2시간씩 하니, 오히려 근육이 더 굳어서 치료를 해도 잘 안 풀리는 경우를 허다하게 만날 수 있습니다. 그래서 필자는 별다른 스트레칭 운동조차도 잘 가르쳐 주지 않습니다.

필자의 이런 냉혈한 같은 마음이 환자들에게 상처가 될 수도 있다는 생각을 늘 하지만, 본인은 오직 결과로 보여 준다는 생각입니다. 환자와의 신뢰 관계는 환자와의 친절한 대화와 상담으로 시작하지만, 치료 결과가 받쳐 주지 않으면 그 신뢰 관계는 오래가지 못합니다.

요추전만이
요통을 일으킨다

더러 장시간 허리가 아파서 고생을 하시는 분들을 보면 앉을 때 허리를 꼿꼿이 세우고 앉는 분들을 만나게 됩니다. 이 자세는 요추의 전만을 유지한다는 의미입니다. 요추전만 상태를 유지하기 위해서는 척추기립근에 강한 힘을 주어야만 가능합니다. 그 외에 요추기립근인 요방형근과 광배근 그리고 장요근이 동시에 힘을 가하고 있는 상태입니다.

'요통의 원인은 골반이 전방경사되고, 요추가 전만되기 때문입니다.' 이 사실은 요통의 불변의 법칙입니다.

같이 근무하는 선생님들이 치료하는 모습 중에 환자를 바로 눕혀서 허리에 벨트를 걸고 슬링으로 현수시킨 다음 다리를 밑으로 내렸다가 올리는 운동시키는 장면을 보게 됩니다. 인위적으로 요추를 전만시키는 운동을 시키는 겁니다.

설령 요추를 전만시키면 요통이 사라진다는 것이 사실이라 하더라도, 요추를 전만시키는 운동을 하면 요추전만상태가 유지될까요? 오히려 고관절 굴곡근이면서 요추전만을 유발하는 장요근이 신장되어 요추전만이 해결되면서 요통이 사라지는 것입니다. 그래서 병원을 책임지고 있는 이사장이지만, 선생님들의 치료 방식에 대해 가타부타 간섭을 하지 않는 겁니다. 꿩 잡는 게 매라고 하지 않은가요!

허리 숙이는 운동은
하지 마라?

"허리를 숙여서 손가락이 바닥에 닿게 하십시오."

"의사선생님이 허리 숙이는 운동은 하지 말라고 하던데요?"

내가 할 말을 잃게 만드는 여러 말 중에 하나입니다.

"허리를 숙이면 디스크가 뒤로 밀려 나가기 때문에 탈출이 될 가능성이 높다고 하던데요?"

정말, 일차원적인 생각에 혀를 내두를 정도입니다. 일반인과 의학수준이 비슷한, 건강강좌 수준만큼의 의료지식을 갖고 있는 의사들. 그들과 대화가 되는 일반인들. 인류가, 아니 의사가 요통을 정복하지 못하는 이유는 바로 그들의 의료지식의 수준이 너무 낮기 때문입니다.

"허리근육이 땡땡하게 굳어 있는 상태는 척추에 압박력이 가해지고 있는 상태입니다. 그래서 현재 다리가 저리는 방사통이 나타나는 것입니다. 만약 이게 해결되지 않으면 언젠가는 디스크가 터져 버릴 것입니다."

더 황당한 이야기는….

"허리 뒤쪽에 있는 기립근을 강하게 해서 디스크가 뒤로 밀려 나오지 않게 받쳐 주어야 한다."는 것입니다. 디스크가 탈출되는 근본적인 이유를 모른 채, 자신의 상상 속에서 자의로 해석한 결과가 아닌가요? 척추기립근이 강하면 강할수록 추간판에 가해지는 압박력은 계속 증가하게 되고, 압박력을 받은 디스크는 계속 탈출될 수밖에 없다는 사실을 왜 모르는 걸까요?

하기야, 그 어느 누구도 말을 한 적이 없으니 모른다고 욕 들을 것은 아니지만, 그래도 적어도 의사라면 디스크가 밀려 나올 수밖에 없는 이유에 대해 치열한 고민을 해야 하는 것이 의사의 도리와 역할이 아닐까요? 그렇다면 우리 물리치료사들은 이 질문에서 과연 자유로울 수 있을까 싶습니다.

다리를 꼬면
골반이 틀어진다?

"다리 꼬지 마세요. 골반 틀어집니다."

물리치료사들이 환자들에게 자주 하는 말입니다. 사실인가요? 다리를 꼬는 습관이 있는 분들은 골반이 틀어지나요? 오히려 그 반대 아닐까요?

가령, 오른 다리를 들어서 왼쪽 다리 위로 꼰다고 가정해 봅시다. 그러면 오른쪽 이상근과 엉덩근 그리고 대퇴근막장근이 스트레칭되면서 다리가 시원해지지 않을까요? 또한 오른쪽 요방형근도 스트레칭될 테고 말이죠. 다리를 꼬아서 골반이 틀어질 정도로 통증을 참고 있을 사람은 없겠죠? 조선시대 고문받는 사람이 아니라면 말입니다.

다리를 꼬고 있으면 오금이 저릴 수도 있고, 다리 혈액순환 장애로 다리가 저릴 수도 있을 것이며, 골반의 벌어짐에 의해 천장관절에 있는 인대에 장력이 걸리면서 심부에서 우리한 통증이 느껴짐에도 불구하고 그 자세를 취하고 있을 환자는 없지 않을까요?

그때 꼬인 다리를 풀거나 반대편 다리를 꼬겠죠.

　골반이 틀어진다는 것? 원인은 결국 근육이 아니던가요? 틀어진 뼈가 문제인가요? 천장관절이 아탈구 혹은 탈구된 것인가요? 그렇지 않습니다. 장요근에 의해 골반이 전방경사되면서 다리 길이에 차이가 생기는 것이고, 요방형근의 경직에 의해 골반 높이가 달라지는 것 아닌가요? 그 결과가 엑스레이상에 AS되는 것이고, 반대 측은 상대적으로 PI되어 있는 것으로 보이는 것일 뿐이죠. 그렇지 않나요?

일자허리에 관하여

일자허리를 갖고 있는 환자는 선천적으로 일자허리였을까요? 그렇지 않다고 봤을 때, 일자허리가 되는 이유에 대한 본인의 생각은 다음과 같습니다.

요추전만이 요통을 유발한다는 것은 불변의 진리입니다. 요통이 있는 환자가 요추전만을 취하면 척추 뒤쪽에 있는 추간공이 좁아지고, 그 결과 다리로 내려가는 말초신경을 자극하기 때문에 다리 쪽으로 방사통이 내려옵니다. 그 통증을 회피할 목적으로 요추를 후만시켜서 추간공을 열어 주려는 시도를 하게 되는데, 그 결과가 일자허리가 된 것이라는 것입니다.

대표적인 예가 협착증환자들입니다. 협착증환자들이 방사통을 회피할 목적으로 요추를 과도하게 후만시켜서 자세를 취하는 모습을 보게 되는데, 그 결과 일자허리가 되는 것입니다.

협착증 환자는 두 가지 자세를 보입니다. 첫째, 꼬부랑허리가 됩니다. 허리를 펴면(요추전만자세) 추간공이 좁아져서 방사통이 생기기 때문에 허리를 숙이고 다니게 됩니다. 이 현상을 '쇼핑카트 증후군(Shopping Cart Syndrome)'이라고 합니다. 허리를 숙이고 다니기 불편하니 지팡이를 짚게 되는 것이죠.

두 번째는 일자허리를 만드는 것입니다. 앞서 언급했듯이 요추를 과도하게 후만시켜서 추간공을 열어 주려 시도한 결과 일자허리가 되는 것입니다.

일자허리 환자를 치료해 보면 요방형근이 뻑뻑하게 굳어 있는 것을 촉지할 수 있는데, 이것은 요추전만 환자에게서 발견되는 공통적인 현상이기도 합니다. 저는 일자허리 환자도 일반 요통 환자와 똑같이 치료하고 있습니다.

박사님, 저는 왜 요통 환자의 엑스레이가 전부 일자허리로 보일까요?

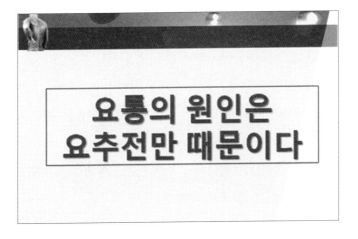

제가 임상가들을 대상으로 강의할 때 강조하는 부분입니다. 요통에 관한 흔들리지 않는 진실 한 가지. '모든 요통의 원인은 요추전만 때문'이라는 것이죠. 그럼에도 불구하고 왜 요통 환자의 엑스레이 필름을 보면 그다지 심하게 전만되어 있는 사진을 발견할 수 없을까요?

그 원인은 두 가지입니다. 첫째, 환자를 눕혀서 찍은 경우입니다. 요통 환자의 정상적인 허리 상태를 확인하려면 바로 선 자세에서 촬영을 해야만, 환자가 갖고 있는 고유의 척추 모양을 확인할 수 있습니다.

두 번째는 요통이 있는 환자가 배에 힘을 준 상태로 촬영을 한 결과입니다. 요추전만으로 인해 요통이 있기 때문에 복횡근을 수축시켜서 전만된 요추를 일자허리로 만든 결과인 것입니다. 협착증 환자가 일자허리를 만드는 것과 같은 맥락입니다. 요추전만에 의해 증가된 척추내압이 디스크를 밀어내기 때문에, 요추후만을 통해 척추내압을 감소시켜서 디스크를 원상복귀 시키려고 하는 통증회피반응(pain withdrawal reaction)의 일종입니다.

다시 한 번 강조합니다. 모든 요통은 요추전만에 의해 발생합니다. 전만이 될수록 척추 내부의 압력은 증가되고, 증가된 압력은 후외측으로 열려 있는 추간공(intervertebral foramen)으로 빠져나오면서 디스크를 밀어내게 됩니다. 그 결과 다리 쪽으로 혹은 팔 쪽으로 내려가는 신경을 누르게 되니 방사통(radiating pain)이 생기는 것입니다.

치료 타깃은 요추를 전만시키는 4개의 근육입니다. 척추기립근, 요방형근, 광배근으로 구성된 척추신전근과 장요근입니다. 흔들림 없이 위 네 개의 근육을 풀어 나가면 굳어 있던 근육들이 말랑말랑해지면서 모든 요통은 사라지게 됩니다. 추간판탈출증이나 척추관협착증, 그리고 추체가 전방으로 밀려 나간 전방전위증 모두 완치됩니다.

물리치료사라는 내 직업

"여보, 식사하세요!"

일주일에 네댓 번은 외식을 하지만, 바깥 음식이라는 게 대부분이 고기이고 자극적이면서 양이 많아 과식을 하게 되니 가끔씩은 집밥을 먹습니다. 이게 정상은 아니겠지만, 서로 바쁘니 밖에서 간단히 먹고 들어가는 게 편한 점도 많습니다.

오랜만에 집에서 하는 저녁 식사 시간. 간단히 씻고 식탁에 앉는데 휴대폰이 울립니다.

"아빠, 전화 왔어!"

요즘은 나이가 들어서인지 몰라도 나는 내 전화소리를 잘 못 듣는데, 내 아이들은 귀신같이 알아챕니다.

"그래, 휴대폰 좀 가져다줄래?"

'ㅇㅇㅇ 반성공장 사모님'이라는 발신자 이름이 뜹니다.

"사모님, 안녕하세요. 잘 지내시죠?"

"네, 박사님도 잘 지내시죠?"

"요즘도 자전거 타시나요?"

"네, 얼마 전에는 동호인들과 진주시내를 한 바퀴 돌았습니다."

"그러셨군요. 잘하셨습니다. 운동을 꾸준히 하는 것만큼 좋은 게 없습니다. 근데, 어쩐 일이세요?"

"박사님, 제 남편이 목디스크 진단을 받았는데, 의사가 수술을 하자고 해서 박사님한테 가면 해결할 수 있겠다 싶어서 전화를 드렸습니다."

"그러시군요. 사장님이 팔이 많이 저리다고 하시던가요?"

"네, 팔이 저려서 밤에 잠을 못잡니다. 그래서 병원에 갔더니 MRI 찍어 보고는 경추 4번과 5번 사이에 있는 디스크가 많이 나와서 수술을 하는 게 좋겠다고 하네요. 박사님은 목디스크도 치료 가능하신가요?"

"네, 당연히 됩니다. 디스크가 탈출되거나 파열되면 팔뚝이 끊어질 정도로 아픕니다. 그 고통을 참지 못하고 수술을 하는데, 목디스크 수술은 인공디스크가 들어가기 때문에 재발했을 때 재활이 참 쉽지가 않습니다. 목디스크도 도수치료로 가능하니 언제 한번 모시고 오세요."

"감사합니다, 박사님."

"네. 너무 걱정하지 않으셔도 됩니다. 디스크가 파열되어도 치료가 가능합니다."

"네, 감사합니다."

지금으로부터 약 5년 전. 본인의 연구소를 찾아오기 전에 전국을 다 돌면서 아픈 몸을 치료하겠다고 돌아다녔지만, 마땅히 치료가 되는 곳이 없었던 터라 극심한 우울증을 앓고 있던 중이었다 합니다. 본인 스스로 내색은 하지 않았지만, 모든 만성통증 환자들이 그러하듯 겉으로는 밝은 티를 의도적으로 내려고 하지만, 환자를 수천 명 아니, 만 명 이상 치료해 본 필자에게는 얼굴에서 쉽게 읽힙니다.

서울에서 살다가 남편 따라 진주로 내려왔는데, 그것도 하필이면 진주시내가 아니라 옛 진양군이었던 반성면에서 재활용공장을 차린 남편을 따라 내려왔던 터라 친구도 없고, 더욱이 사는 곳이 시골이라 향수병도 있었고, 공장 일을 같이 도와주다 보니 몸이 많이 상하셨던 터였습니다.

당시 필자의 진단 결과는 섬유성근통증(fibromyalgia)이었습니다. 다발성통증이 양측성으로 나타나고 있어서 병원에서는 정신과 의뢰를 했고, 정신과에서 처방해 준 약을 복용하고 있던 중이었습니다. 나이는 56세, 난소절제술을 했던 병력이 있었습니다. 난소절제술로 인해 어떤 호르몬이 어떤 변화를 일으켜서 섬유성근통증을 유발하는지에 대한 정확한 기전은 없지만, 필자의 임상경험으로는 거의 대부분 여자라는 점이고, 중년이며, 난소절제술을 한 과거력이 있다는 공통점이 있었습니다.

섬유성근통증으로 인한 다발성통증을 컨트롤하기 위한 본인의 치료 타깃은 등근육입니다. 등척추에서 나오는 12쌍의 척추신경이 내장기를 지배하고 있으며, 흉추 12쌍의 신경이 자율신경계를 이룬다는 사실, 자율신경계는 교감신경계와 부교감신경계로 구분되며, 교감신경의 흥분성이 증가할수록 통증을 강하게 호소한다는 특징 등으로 인해 섬유성근통증 환자들의 치료 타깃은 1차적으로 등이 됩니다.

아나나 다를까 위 환자를 처음 치료했을 때 등근육들은 돌덩어리처럼 단단하게 굳어 있었고, 어깨 위쪽에 있는 상승모근과 견갑거근뿐만 아니라, 목덜미 근육도 단단하게 굳어 있었던 터라 두통약을 항상 복용해야만 했고, 눈은 벌겋게 충혈되어 있었던 기억이 납니다. 흉추1~4번 신경이 심장과 폐로 연결되기 때문에 항상 가슴 통증을 호소하는 것 역시 특징이었습니다.

이때 치료 순서는 다음과 같습니다.

1. 엎드린 자세에서 어깨와 등 그리고 허리까지 연결되는 척추기립근의 모든 근육을 치료한다. 대표근육은 흉최장근을 포함한 척추기립근, 요방형근, 광배근과 중하승모근, 능형근이다.

2. 바로 누운 자세에서 목과 어깨근육을 치료한다. 대표 근육은 상승모근과 견갑거근, 그리고 사각근과 흉쇄유돌근, 두개골과 목을 연결하는 목덜미근육들이다. 이들 근육을 치료한 다음 경추교정을 한다.

3. 옆으로 누운 자세에서 골반과 다리근육을 치료한 다음 허리와 등근육을 치료한다. 대표 근육은 둔근과 이상근, 요방형근과 광배근, 중하승모근, 능형근 그리고 장요근이다.

4. 앉은 자세에서 다시 어깨근육을 치료한다. 대표 근육은 상승모근과 견갑거근 그리고 후두근이다.

5. 마지막으로 등척추 12마디를 교정한다.

1회 치료 시간은 30분이었고, 일주일에 최소 3회. 소요기간은 2개월이었습니다. 그렇게 치료는 마무리되었고, 몸은 완치되었습니다.

자전거는 필자가 권유했던 운동이었습니다. 마침, 진주시청에서 무료로 교육해 주는 프로그램이 있어서 신청을 했다가 모임의 회장을 맡았고, 아드님이 비싼 자전거를 사 줬다며 자랑하던 기억이 새록새록 납니다. 이 환자분의 사례는 본인의 두 번째 책인 『운동치료로 완치하라』에 언급되어 있기도 합니다.

"박사님은 저의 은인입니다."

그때 감사의 말을 하면서 나이가 10살도 더 어린 제게 눈물을 흘리던 모습이 생각납니다.

'사람 살리는 의사'라고 하지만, 물리치료사야말로 진정한 생명의 파수꾼이 아닌가 싶습니다. '의사와는 달리 물리치료사는 손만 있으면 충분하니 물리치료사란 참 멋진 직업이구나!'라는 상념에 잠기면서 흐뭇한 미소를 짓습니다.

이런 제 모습을 본 아내가 묻습니다.

"당신, 무슨 좋은 일 있어요?"

항상 바쁘고 긴장되어 있고 걱정 많은 얼굴을 하고 있는 남편이 오랜만에 편한 얼굴을 보이는 모습이 좋은가 봅니다.

"여보, 사랑해요!"

웬 뚱딴지같은 소리인지 싶었겠지만, 이런 엉뚱한 제 모습이 싫지는 않은가 봅니다.

"저도 사랑해요."

이런 부모의 모습을 보는 두 아이 역시 멋쩍은 미소를 보입니다. 그 머쓱함 속에 행복이 느껴집니다.

물리치료사라는 제 직업, 그래서 좋습니다.

"이사장님 아드님 축구 잘하세요?"

축구 잘해야 축구하고, 공부 잘해야 공부하는 건가? 축구선수의 길을 가고 있는 내 아들에게 "선생님, 아드님 축구 잘하세요?"라고 더러 묻는다.

내 아들은 자신이 좋아하는 축구를 그냥 할 뿐이다. 공부를 잘해야 공부하는 게 아니듯이, 축구를 잘해야 축구를 하는 것도 아니다. 더더욱 아닌 것은 축구 잘하는 아이만 축구하는 게 아니란 말이다.

정작 부모인 우리 어른들은 단 한 번도 좋아하는 일을 해 본 적도 없고, 뭘 잘하며 뭘 하고 싶은지에 대해 단 한 번의 고민도 없이 40년 혹은 50년의 세월을 흘려보냈으면서….

여보, 내가 당신께 했던 말.

"당신은 나이 50을 살면서 단 한 번이라도 당신의 인생을 살아봤나요? 적어도 우리 창민이는 자신의 인생을 살고 있는 겁니다. 막연한 미래이지만, 눈에 보이지는 않지만, 그럼에도 불구하고 초등학생이 그 길을 가겠다는데 박수쳐 주지는 못할망정 어른의 기준과 잣대로 아이의 인생에 개입하지 마십시오."

여보! 어쩌면 장난으로, 어쩌면 아무런 생각 없이, 어쩌면 창민이가 좋아하니깐, 어린 시절 잠깐 하는 소꿉놀이 정도에서 그칠 거라는 그런 생각으로 축구를 하게 했는데, 그게 벌써 몇 년의 시간이 흘렀습니다. 창민이는 여전히 축구를 즐거워하고 있고, 이제 어쩌면 되돌아올 수 없을지도 모르는 축구 인생을 시작하려고 합니다.

중학생이 된다는 것. 그리고 축구부 학생이 된다는 것. 다시 돌아올 수 없는 강을 건너 버리는 위험천만한 일일지도 모르지만, 당신과 내가 불안해하고 걱정하는 것 이상으로 창민이는 더 큰 고민을 하고 있을 겁니다.

뭔가 말로 표현하기가 힘들어서 그렇지, 부모를 떠나서 합숙을 해야 하는 어린아이. 창민이의 마음도 두렵고 복잡할 겁니다. 창민이의 막연한 두려움을 감싸 안아 주기를 바랍니다.

설령 힘들어서 포기하더라도, 엄마 품에 안겨서 그간 힘들었던 시간을 울면서 이야기하는 날이 오더라도, 그 인생은 오롯이 창민이의 것이며, 그러한 시련은 창민이를 더 단단하게 만들어 줄 겁니다.

그리고 인생이 그렇듯, 길게 보고 가는 인생이니 중도에 포기하지 않고 축구 인생을 살 수만 있다면 뭔 일을 하던 먹고사는 걱정은 안 해도 될 겁니다.

정말 우수한 선수가 되고, 코치와 감독이 되어 화려한 선수생활을 하더라도, 그 또한 창민이의 인생 중 한 토막일 뿐이니, 너무 들

뜰 필요도 없을 테죠. 우린 부모로서 해야 할 역할을 할 뿐, 창민이의 인생은 창민이 스스로 결정하고 극복해 나가야 할 몫입니다.

창민이가 남들과는 다른 축구 인생을 가는 것에 대해 나 역시 불안한 마음은 항상 갖고 있죠. 다만 표현만 안 했을 뿐이랍니다. 이제 중학교에 간다고 하니 저에게도 뭔가 정확하게 표현하지 못하는 감정이 생기는군요.

어쩌면 다경이가 중학교를 가고, 고등학교를 가고, 대학을 가고, 혹은 유학을 가고, 혹은 시집을 가거나 혹은 인생의 중요한 결정을 할 때도 불안하고 걱정되는 마음은 똑같을 겁니다.

그게 부모이니깐 그런 것이겠지요? 당신의 부모님도 당신을 보면 그렇겠듯이, 저의 부모님 또한 저의 모습을 보면 그렇겠지요. 그게 부모 마음이겠지요.

이문환 올림